JN084118

できる薬剤師は
バイタルサイン
をどうみるか

一般社団法人 日本在宅薬学会 理事長
ファルメディコ株式会社 代表取締役社長　**狹間研至** ［著］

南 山 堂

はじめに

　処方箋を応需し，処方監査をして疑義があれば照会して解消したあと，正確・迅速に調剤し，わかりやすい服薬指導とともに薬を渡す．もしあなたが，そんな仕事の毎日になんともいえない閉塞感や虚無感を感じ，薬剤師を諦めそうになっているとすれば，ぜひ，本書を手に取っていただきたい．

　薬剤師がさまざまなネガティブな感情をもっている最大の理由は，現在の保険調剤業務において，薬学部時代に必死に習得した薬学的知識を活かせず，そのために，患者はもとより，ほかの医療職種からも医療における専門家としての認識と，ある意味ではリスペクトを得られない仕組みになっているからである．

　この状況を打破するためには，薬剤師が薬を渡した後までのフォローが鍵となる．薬剤師は，自らが調剤し投薬した薬が患者の身体のなかでどうなっているかを，薬理学・薬物動態学・製剤学といった薬学的専門性を駆使して読み解くことができる．これは，薬剤師にしかできない患者の状態の「謎解き」である．この結果とともにバイタルサインの情報を追加し，処方医に適切なタイミングでフィードバックすることが可能になれば，薬物治療の質を飛躍的に向上させるだけでなく，薬剤師の専門性は明確になるのだ．そのために，患者の状態を示すさまざまなバイタルサインを自分自身でチェックできることが不可欠なのである．

　本書では，薬剤師が学ぶべきバイタルサインについて，その背景や基本的な知識，そして，現場での活用のポイントについてわかりやすくまとめた．あなたが「できる薬剤師」になるためのヒントを手に入れるきっかけになればと願っている．

　2022 年 11 月

　　　　　　　　　　　　　　　　　　　　　　　　　　　狭間研至

目次

1

薬剤師を取り巻く環境

「調剤薬局」を考える

1 医薬分業の目的を達成できていない

　医薬分業．医師が処方箋を発行し，薬剤師がその処方箋に準じて医薬品を調剤する．この極めてシンプルな構図で「調剤薬局」と称される業界は巨大化してきた．

　診療報酬における処方箋料を6点から10点，そして50点へと引き上げた1974年が一般的には医薬分業元年とされており[1]，その当時はほぼ0％だった処方箋発行率は，2021年には75.3％に達し（図1），年間8億枚を超える処方箋が発行されている．ここに投入される国民医療費も年々増大し，2020年度の調剤医療費は7.5兆円にのぼっている

1

（図2）．また，これらの市場の拡大に伴い，「調剤薬局」業界は活況を呈し，上場企業が複数輩出されるだけでなく，年商数十億から100億円規模の調剤薬局チェーンが各地にみられる事態になってきた．

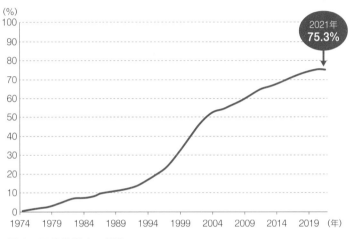

図1　医薬分業率の推移

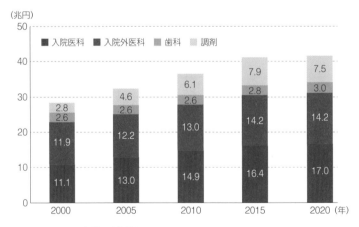

図2　国民医療費の推移

　急速な医薬分業の進展は店舗数の増大をもたらし，それに呼応するように薬剤師の求人も激化し，さらに薬学教育が4年制から6年制に移行した際の空白の2年間が薬剤師不足に拍車をかけた．その結果，完全な売り手市場となり，新卒で年俸600万円という企業が話題になったり，より良い条件を求めて転々と所属先を変えたり，はたまた，派遣薬剤師の時給が高騰したりと，一見すると薬剤師にとっては非常に働きやすい業界になった．市場が広がり，企業も大きくなり，薬剤師の待遇も良くなる「調剤薬局」業界であったが，医学部での研究・臨床・教育の現場から「ハザマ薬局」の経営者となった私にとっては，つらいことのほうが多かった．

　ひとつは，いわゆる中小企業特有の「ヒト，モノ，カネ」に困るという事態に直面したことである．新卒・中途を問わず，薬剤師の採用は上手くいかず，スタッフの会社へのロイヤリティ（＝忠誠心）が決して高いとはいえない状況に加え，新規に薬局を出店しようにも，医薬分業が急速に広まるなかで，大手調剤薬局や地元の有力薬局との場所の取り合戦には勝てるはずもなく，ビジネスの規模は頭打ちになっていた．スタッフが集まらず，基幹病院など外来患者がたくさん集まる医療機関に近接した良い条件の物件も確保できないとなると，十分なカネを売り上げることも難しく，中小企業の社長としては，なんとも情けない状況に直面することになった．

　もうひとつは，社員である薬剤師の置かれた状況であった．処方箋を受け取り疑義があった場合には，それを医師に照会してからでなければ調剤をしてはならないことが薬剤師法24条に規定されている．しかし疑義照会は，医師にすんなりと受け容れられないことが少なくない．また，処方箋に基づいて正確，迅速に調剤することはとても難しく神経を使う業務であるにもかかわらず，患者が薬剤師に示す反応は決して好意的なものだけではない．自分の薬局の店頭の様子を見ていて，患者の立ち居振る舞いが診察室でみるよりもかなり乱暴なことも

多く，カルチャーショックを受けた．中小企業の社長としては，社員にやりがいのある楽しい仕事で頑張ってほしいというのが偽らざる心境であった．「従業員満足なくして顧客満足はない」ということを踏まえると，患者に喜ばれ，選んでもらえる薬局を創っていくためには，薬局のスタッフがやりがいを感じ，満足できる環境を創ることが必要である．しかし，「調剤薬局」という制度のなかでは，なかなかこの問題をクリアすることが難しいと感じられた．

そして最後は，この「調剤薬局」という制度は，本当に社会のためになっているのか？ という根源的な疑問に直面したことである．実はこのことは，小さな講演会後の意見交換会で，とある厚生労働省のOBに気づかされた．その方いわく，日本の医薬分業がなぜ始まったのかを今一度考えてみるべきだということだった．前述のごとく，1974年の分業元年につながったのは，その少し前にスモンやサリドマイドによる薬害の問題や，薬漬け医療が社会問題化したことだった．これらは，医師と看護師のみで治療が完結することによって引き起こされたのであり，世界標準たる医薬分業を実施すれば防げる問題ではないか，ということで喧々諤々の議論の末に，わが国も本格的に医薬分業制度を取り入れたのである．しかし，それから40年が経つけれども，いまだに薬害は起こっているし，薬漬け医療は散見されている．だとすると，医薬分業という制度は，そもそもその目的を達成していないのではないか，とおっしゃられたのである．いわゆる「調剤薬局」の運営に熱心に取り組んでいた私にとって，この見解はとても大きなものであった．

このように考えると，「調剤薬局」というあり方は，中小薬局として明るい展望を持てるものとはいえず，働いている薬剤師にとっても最良の環境ともいえず，医薬分業の目的を達成できていないということでもあり，釈然としない気持ちになってしまう人が多いのではないかと感じてきた．

2 超高齢社会の到来が浮き彫りにした課題

　一方，1974年から始まった医薬分業は，1990年代に入ると一気に市場が拡大し始めた．2000年を過ぎるころには，医薬分業はますます一般的になり，経済的にも成功を収めた事例が出てくるなかで，高齢化の進展による地域医療の課題が浮き彫りになってきた．

　そもそも「調剤薬局」とは，医療機関を受診した患者が，発行された処方箋を持って薬局に来店し，薬を受け取って帰るというビジネスモデルである．しかし，高齢により認知機能や身体機能が低下してきた患者にとっては，この一見「普通」に見える行動がかなり難しくなってくる．例えば，特定の曜日と時間を覚えていて，予約に間に合うように季節や状況に応じた服装で出発し，バスや電車を乗り継ぎながら医療機関を受診するというのは，かなりの高次脳機能を必要とする．認知機能が徐々に低下していく場合，このような行動を間違わずに行うことは，決して容易ではない．また，自分で歩いたり，公共交通機関を利用したり，はたまた階段を上がったりということは，日常生活動作（ADL）が低下している患者にとって，困難な場合も少なくない．

　また，認知機能が低下し，食事を摂取したことすらも不確かな状況で，医師の指示どおりに薬を服用することは極めて困難であると言わざるを得ない．服用を忘れて大量の残薬が生じることもあれば，服用したことを忘れて二度のんでしまい，通常よりも早いタイミングで「薬がなくなった」と受診することもあるだろう．残薬が生じることやコンプライアンスが保てないことに対しては，アドヒアランスという言葉が示すように，患者自身が病識をもつとともに，治療の意義を納得することで解決を目指していたのではないだろうか．しかし，今は昔で，現在の残薬やコンプライアンス不良は，高齢者の認知機能低下による症状の一環として現れているケースが少なくないことを，医師や薬剤

師は認識すべきであろう．また，コンプライアンス不良は，薬剤費が無駄になったり嵩んだりするだけでなく，患者の状態の悪化につながり，新たな医療の必要性を増大させる．医療費の適正化が切実な問題となっている現在，高齢者の薬物治療の質的向上は，喫緊の課題といえよう．

3 課題があるにもかかわらず「調剤薬局」が繁栄した理由

社長にとっても，薬剤師にとっても，地域にとっても，さらには医療制度にとってもジレンマの多い「調剤薬局」が，なぜ連綿と続けられてきたのか．それはやはり，さまざまな課題はあるものの，ビジネスとしての完成度が極めて高かったからだ．売上とは客数×単価であり，利益は売上−原価−経費である．ビジネスとは，利益をどれだけ残せるかがその発展にかかわってくるため，「調剤薬局」というビジネスモデルは，極めて良くできたもの（嫌みではなく！）だと感じた．

薬局とは，医薬品等の小売業として分類される．小売業の鉄則は顧客をいかに獲得するかである．無関心客を見込み客，初回客，既存客，そしてファン客へと育てていくために，大変な苦労をするのが小売業の常であるが，「調剤薬局」はたくさんの患者が受診する医療機関の隣に出店すれば，自動的に患者（＝顧客）が足を運んでくれるシステム（？）である．薬局で働くスタッフからすれば，どこかから（といっても隣の医療機関からなのだが）湧いてくる患者に困惑することすらも珍しくないのではないか，という業種になってしまった．

また，業務のシンプルさに反比例するような調剤報酬（＝客単価）の高さも「調剤薬局」の特徴である．疑義照会は必要に応じて行うものの，基本は医師の発行した処方箋どおりに薬を取りそろえ，わかりやすい説明とともに薬を渡すというものである．事情を知らない人からは，読み書きかけ算ができれば対応できるのではないかと揶揄されかねない業務である

にもかかわらず，処方箋1枚あたりの売上は8,000円を上回る．通常は，価格が高すぎると顧客からクレームが出たり，顧客数が減少したりするものだが，世界に冠たる国民皆保険制度により患者1人あたりの負担はかなり低く抑えられ，そういった心配もなく売上がしっかりと確保できる．

一方，原価，すなわち医薬品の納入価は，薬価に比して決して高いものではなかった．しかし，多店舗展開により取扱量が増えていけば，医薬品卸売会社と有利に交渉を進めることも可能になっていた．そのため，多少の人件費を払ったとしてもしっかりと利益を残すことができたのが，1990年代後半から20年近くにわたって続いた「調剤薬局」業界であった，というのは多少過激ではあるが，当たらずとも遠からずといったものだと思う．

お金は人生で最も大切なものではないが，最も大切なもののひとつである．よって，私たちの思考や行動はお金の影響を色濃く受けるのは当然であろうし，私自身も，まさにそれを実感する．「単に薬を詰めるだけ」「医者の言いなり」「はさみがあればできる」など，さまざまなことを言われる薬剤師も，「近隣の医者には頭があがらない」「薬剤師が集まらない」「何かあったらすぐ辞める」と悩みの尽きない薬局経営者も，結果的には，ビジネスとして上手く回っている業務から手を引くことが難しいのは当然であろう．

「調剤薬局」とは，薬剤師の尊厳とやりがいに目をつぶれば極めて優秀なビジネスモデルである．この極めてシニカルな感覚は，私が薬局業界に飛び込んだ2004年から長らく変わることがなかった．

4 新型コロナウイルス感染症によるパラダイムシフト

状況を一変させたのは，新型コロナウイルス感染症（COVID-19）である．2019年末に中国で妙な感染症が出ているらしいと噂に聞いてい

たのが，翌年2月のクルーズ船での集団発生を契機に日本でも感染が拡大し，同年4月7日には緊急事態宣言が発出された．感染対策として，手洗い，うがい，マスク着用とともに，密接・密集・密閉のいわゆる「三密」を避けることが重要であると，いろいろなマスメディアやインターネット上で繰り返し報じられた．これらの感染対策は今もなお重要だ．よく考えると医療機関の待合はまさに「三密」の代表であり，そこに基礎疾患をもつ患者が行きたくないと感じるのは当然である．医療機関には行きたくないが，いつも服用している薬はほしいということで，患者は少なからず混乱し，不安を募らせていたことは想像に難くない．

　そのような状況に対応するため，2020年4月10日に厚生労働省から事務連絡が発出された．電話等での診療，医療機関から患者の指定する薬局への処方箋のFAXを認めるとともに，診療報酬・調剤報酬は通常の対面診療，対面服薬指導と同じように算定してよいということが時限的・特例的に認められたのである．この事務連絡により，感染拡大を抑えながら可能な限り安全性を担保しつつ，患者が薬の服用を継続することが可能になった．しかし，薬局経営には大きな影響を及ぼすことになる．一言でいえば，極めて良くできた「調剤薬局」というビジネスモデルの屋台骨が揺らいだのである．

　従来，患者は自宅→医療機関→薬局というルートを自然にたどっており，これにより薬局は客数を確保できていた．客数があるから売上が立ち，事業展開が可能になり，種々のマネジメントにも取り組めてきたのである．しかし，COVID-19によって，その流れが断たれることになった．当初は2〜3ヵ月で収束するのでは，という淡い期待もあったが，実際には2022年に入っても感染拡大が続く事態となっている．

　人間の行動習慣は，3ヵ月もあれば大きく変わることが多い．医師と電話で話をし，処方箋は医療機関の近隣ではなく生活圏内のアクセスが良い薬局にFAXで送信してもらい，そこで受け取るという流れが新しい習慣になっているようにも感じられる．さらに，オンライン診療

やオンライン服薬指導の普及，電子処方箋の導入が進めば，COVID-19以前の状態に戻ることは難しくなるだろう．

　つまり，医療機関との距離が近ければ基本的に安泰である，というパラダイムは大きく変わるわけで，私はこの状況をCOVID-19によって引き起こされる薬局のパラダイムシフト，CIPPS（COVID-19 Induced Pharmacy Paradigm Shift）と呼んでいる．

　前述のごとく，いろいろ課題があるなかで「調剤薬局」というスタイルが続いてきたのはビジネスとして成り立っていたからだが，従来と患者の受療行動が変わってしまった後にはそれが難しくなる．まさに，業界は変わろうとしているのだ．

社会資源としての薬局・薬剤師を見直す

1 コンビニよりも多い薬局，開業医よりも多い薬局薬剤師

　では，「調剤薬局」と称される現在の薬局や，そこで勤務する薬剤師に未来はないのかというと，当然ながらそうではない．とはいえ，現在の「調剤薬局」のスタイルそのままで明るい展望が描けるかというと，もちろん，そうでもない．忙しくて人手が足りず，新しいことを考えたり取り組んだりすることも難しい．私は，現状の延長から考えるのではなく，これからの地域医療で求められるシステムのなかで，薬局や薬剤師がどうあるべきか？ ということから逆算するべきではないかと考えている．今の医療とこれから求められる地域医療を比較し，何が足りず，どこが問題になるのかを認識し，それらを解決すべく，薬局や薬剤師のあり方や行動を考えるという方法である．私は，次の3点がポイントになるのではないかと考えている．

①巨大な医療的社会資源という考え方

現在の地域医療における共通問題は，マンパワー不足，リソース不足である．高齢化が進み，疾病構造が変化し，社会保障システムの見直しも急がれるなか，6万軒を超える薬局と18万人を越える薬局薬剤師は，とても重要かつ巨大な医療における社会資源として捉えることができる．

残念ながら現在，この貴重な資源は，近接する医療機関の処方箋を応需し，薬を調剤して渡す場所とそこで勤務する国家資格者という役割にとどまっている．そのため，2015年に厚生労働省から示された「患者のための薬局ビジョン」にあるように，「対物業務から対人業務へ」「立地依存から機能依存へ」「バラバラから一つへ」という条件をクリアしていくことは，日本の医療のあり方を変えうる重要な要素であろう．

②ポリファーマシーという深刻な課題

何種類もの薬が処方され，薬剤性の有害事象が引き起こされている状態をポリファーマシーといい，高齢化が進んだ現在，非常に大きな問題となっている．1974年に始まったとされるわが国の医薬分業制度の目的は，薬漬け医療（＝多剤併用）を解決することでもあったはずである．わが国が医薬分業制度に舵を切って40年あまりが経ってもポリファーマシーが喧伝されるということは，医薬分業に意味はあったのかということにもなり得る深刻な課題といえよう．

③医師の働き方改革実現の具体策

専門分化や高度化が進む一方で，高齢化とともに患者数そのものが増えつつある現在，医師の業務範囲や業務量は飛躍的に増大している．2019年に働き方改革関連法が実施されたが，医師にもすぐに適応すると地域医療体制が危うくなることが予想されるため，医師に対する同法の適用には5年間の猶予期間が与えられている．解決策のひとつに，

医師のタスク・シフティング，タスク・シェアリングが挙げられており，チーム医療推進のためにも，医師が処方，薬剤師が調剤という単なる分業制度を越えた連携が求められている．

　ここに挙げたように，国や医療の問題を解決するために，薬局薬剤師という巨大な社会資源がどう動くべきかを検討するのは，今後を考えるうえでのヒントになるだろう．

2 薬学教育6年制の意味を考え直す

　そしてもうひとつ，薬剤師や薬局には変わるべき大きな理由がある．それは，2006年から薬剤師を育成する薬学教育の過程が4年から6年になったことである．このプラス2年について，当時いろいろと議論があったように記憶している．一番興味深かったのは，（それが真実かどうかは別として）「4年では時間が足りず広く浅くしか学べないが，あと1年あれば教育が充実させられるため，5年制を提案してきた．しかし，日本の医学系教育は，4の次は6ということで6年制になったのだ」的な話を薬学教育界の方から伺った．もちろん6年制の本来の趣旨は，薬物治療がどんどん高度化・複雑化していくなかで，薬剤師がより臨床的な活動を行うべきということだ．

　このことについて，私は2つの観点から興味深いと思っている．1つめは薬学教育の観点である．高校卒業後に薬学教育を修了し，国家試験に合格すると薬剤師という専門家になる．いわば，高校生を薬剤師に変えるブラックボックス的な部分を薬学教育課程が担っているともいえ，これが4年から6年に変わったのである．だとすれば，薬剤師のあり方もそれ相応の変貌を遂げていなければならない．逆にいえば，教育年限が2年延長されたのにもかかわらず，薬剤師のあり方や業務の範囲などが変わらなければ，薬学教育6年制の意味がなくなってしまう．

2つめは，医師との専門性の違いである．その違いはどこにあるのかということにも注目しておきたい．ずいぶん昔の話だが，私は高校卒業後に1年間の浪人生活を送っていた．大阪の淀川沿いにあった予備校の「医歯薬コース」に通っていたので，同級生に歯医者も薬剤師もいる．2022年時点の制度では，高校生だった彼らがそれぞれの専門教育を受け，6年が経過すると医療専門職になる．しかし，もともとは同じ「理系」を標榜し，同じセンター試験を受験していたはずである．高校時代に学んでいた教科書や使っていた参考書もオーバーラップしていただろう．それが，6年後には，かたや医師，かたや薬剤師という別の医療専門職になっているのであれば，その専門性の礎は，医学教育，薬学教育にあるはずである（図3）．自分が受けた医学教育を振り返ると，解剖・生理学，病理・病態学，診断・治療学が医師としての専門性の基本になっていることを実感する．その一方で，薬学部の非常勤講師などをしながら薬学教育をそばで眺めてみると，化学や基礎薬学を基本としながら，薬理学・薬物動態学・製剤学などを医学部とは比べものにならないぐらいに深く学ぶようになっており，これこそが薬剤師の薬学的専門性の基になるはずだと痛感するのである．

　しかし，自分の薬局の薬剤師のみならず，いろいろなところで出会う薬剤師や薬学生の話を聞くと，大学で学ぶ専門知識は，将来現場で使わないと思っていることもわかってきた．薬学教育についての議論は専門家の間でもいろいろとあるようだが，従来とは異なる薬剤師のあり方が実現できていなければ6年制に移行した意味がないということ，さらには，薬剤師の専門性が薬理学や薬物動態学，製剤学といった専門知識に基づいて作られるものであるということを軸に考えをまとめていかなければ，その焦点がぼやけてしまうのではないかと感じている．

　折しも，本書執筆中に，私自身が文部科学省の薬学系人材養成のあり方の検討会に委員として呼ばれることとなった．2021年8月から2年ほどかけて，薬学教育のみならず，薬学部のあり方についても議論

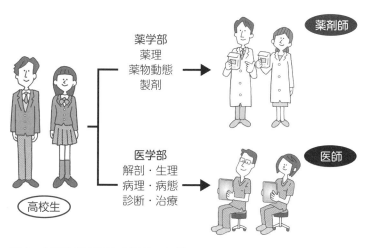

図3　医師と薬剤師の専門性のちがい

が行われるようである．薬学教育が6年制になった意味，そして，それらを経て産み出される薬剤師のあり方について，考え直す時期が来ていると実感している．

3 薬にかかわる問題をどう解決するのか

　薬局や薬剤師がどうあるべきか，ということを考える際に，それは何のために？ ということを確認しておく必要がある．薬剤師のために！ とか，薬局業界のために！ と肩肘をはったところで，医師や看護師などほかの医療職はもとより，世間一般の人々の理解は得られない．その一方で，国民が困っている医療問題への解決策に薬局や薬剤師が含まれていれば，自然に薬局や薬剤師のあるべき姿は浮き彫りになるだけでなく，広く医療システムの一部として受け入れられていくのでは

ないかと感じてきた．今，わが国が抱えている問題のなかで，薬が関係しているのはどのようなものがあるだろうか．

ひとつは，前述したポリファーマシーの問題である．処方される薬の種類が多すぎるだけでなく，それに伴う有害事象が起こっている現状は，わが国が医薬分業に踏み切った理由でもあり，あってはならない状況といえよう．

次に，残薬の問題である．10年ほど前から，在宅の現場で沢山の薬がのまれずに残っている事例などが報告されるようになり，非常に大きな金額の薬が使用されずにいる現状が明らかになってきた．医療費の適正化も喫緊の課題となってきた現在，これも早急な解決が望まれる問題である．

そして最後は，セルフメディケーションへの取り組みである．一般用医薬品のインターネット販売が解禁され，ドラッグストアの出店が盛んになっているが，一般用医薬品の濫用や不適切な使用についての問題点も指摘されている．今後，さらなる高齢化が進むわが国において，医療保険制度の将来を考えればセルフメディケーションの充実は必須である．今後，ニーズが増大することを考慮すると，一般用医薬品に対する安全・安心と利便性を担保することも重要である．

医薬品医療機器等法の改正が示すもの

1 地域包括ケアシステムの実現に向けて

養成課程が変わった薬剤師と，その多くが所属する薬局が，国民の健康な生活にかかわる問題の解決のために行動することは，国のためにも，患者のためにも，薬局・薬剤師のためにも意味のあることだと

考えられる．とはいうものの，具体的にどう変わればいいのかが解らない，変わろうとして散々努力してきたけれどムリだった，そもそも変われるわけがない，などいろいろな意見をもつ薬剤師も多いだろう．実は，変わるべき方向性は2013年に国から明確に示されており，その実現に向けて業界全体が，ゆっくり，しかし，着実に変わろうとしていることを見逃してはならない．それが，「地域包括ケアシステム」という概念である．少子化と高齢化が同時に進行するわが国で，国民皆保険制度を堅持しながら，国民が安心して過ごせるようにするために提示された．ここでは，「高齢者の尊厳と自立」を促し，「住み慣れた地域で最期まで」過ごせるシステムを作ることが目標として掲げられている．そして，2025年の完成目標に向けて，あらゆる医療・介護・福祉政策が打ち出されていくという位置づけになっている．

　では，「高齢者の尊厳と自立」「住み慣れた地域で最期まで」という目標に，薬局や薬剤師はどう関われるだろうか．

　まず，「高齢者の尊厳と自立」である．これは非常に大きなテーマで軽々しく話をすることは難しいが，食事・入浴・排泄といった基本的な生活行動を自分で行うことが，根本にあるのではないかと考えている．その昔，とある講演会で「年齢とともに，食事・入浴・排泄といったことを少しずつ手伝ってもらうようになるに従い，尊厳が失われていく」といったことを聞いたことがあるが，それはそのとおりだと思ったものである．これらの基本的な生活行動を維持するためには，認知機能と身体機能が保たれている必要がある．認知機能と身体機能の低下を予防するには，脳血管疾患や心疾患，肝腎機能の保持など，さまざまな生活習慣病の予防と治療に気を配っておく必要がある．また，定期的な運動や地域コミュニティでの活動など，社会のなかで，いろいろな関わりをもって生きていく習慣を身につける必要があるだろう．

　次に，「住み慣れた地域で最期まで」だが，発表当時，厚生労働省のウェブサイトに「最期」という言葉が載ったことに驚いた記憶がある．

生まれてきた以上，死は誰にも等しく訪れるものだが，わが国において死はタブーとされ，その傾向は医療業界において特に強かったのではないかと思う．それが，死を大前提として，どこでどのように死ぬのかということを考えましょうという提案が厚生労働省から出されたことで，時代が変わりつつあることを実感させられたものである．折しも，わが国の疾病構造が変化し，2人に1人ががんに罹患し，3人に1人ががんで亡くなる時代が到来した今，「住み慣れた地域で最期まで」過ごすためには，在宅医療の充実が欠かせない．医師や看護師が，在宅療養支援診療所や訪問看護ステーションを拠点に患者の自宅や介護施設まで訪問を行うことが珍しくなくなった今，薬剤師も「在宅療養支援薬局」ともいうべき場所を拠点に，患者のもとに訪問することが求められるようになっている．

　以上を考えれば，予防医療，プライマリケア，そして在宅医療というキーワードが浮かび上がってくるが，「調剤薬局」と呼ばれる薬局の業務とはずいぶんと異なったものとしてみえるのではないだろうか．このギャップを認識することが，変化への第一歩に繋がるといえよう．

2 「患者のための薬局ビジョン」を見過ごすな

　方向性が見えてきたうえで，具体的にどうすれば良いのかということを示したのが，2015年に発表された「患者のための薬局ビジョン」である．これは，「医薬分業」が議題に挙がった同年の内閣府規制改革会議の公開ディスカッションでの議論で，「現在の医薬分業は形骸化している．患者本位の医薬分業制度に戻すべきである」という結論に応える形で示されたものである．このビジョンにおいては，『「門前」から「かかりつけ」，そして，「地域」へ』というフレーズのもと，「立地から機能」「対物から対人」「バラバラから一つ」という3つのキーワードが示された．

　まず，「立地から機能」というのは，医療機関にどれだけ近接し立ち寄りやすい立地にあるかということではなく，地域包括ケアシステム実現のためにどのような機能を持ち合わせているかが薬局にとって重要になるべきだということである．

　次に，「対物から対人」というのは，薬剤師は，薬を渡すまで（＝薬というモノを対象にした業務）から，薬をのんだ後まで（＝患者というヒトを対象にした業務）に移るべきだということである．もちろん，対物から完全に離れるのではなく，対物中心の業務から対人中心の業務へというように，仕事の重心，力点を移すべきだという意味である．

　最後に，「バラバラから一つ」というのは，複数の医療機関を患者が受診する場合に「内科はここ，眼科はあそこ」というようにそれぞれの医療機関に近接した薬局に処方箋を持ち込むのではなく，薬の払い出しをする薬局はひとつにして，重複投与や相互作用を回避すべきだという考え方である．さらに，医療用医薬品の保険調剤のみならず，一般用医薬品や機能性食品など，疾病の治療や健康の維持・増進のために用いるものは，その安全かつ適正な使用のためにもひとつの薬局に集約すべきということである．

　これら3つのことを実践していけば，薬局というのは医療機関とセットのようにみえる「門前」薬局ではなく，患者が困ったときにまず相談する「かかりつけ」薬局になり，そして，その場所はいずれ「地域」のなかに点在するようになっていくだろうというのが，厚生労働省が「地域包括ケアシステム」実現に向けて示したビジョンなのである．

3 対物中心の業務から対人中心の業務へ

　これらの大きな流れのなかで，先に述べてきた薬学教育6年制の導入や，地域医療課題の解決策の模索などを合わせて考えたときに最もカ

ギとなるのは，「対物から対人」へと薬剤師の業務の中心をシフトさせることであろう．薬剤師が薬を渡すまで（＝対物）に重きをおいてきた従来の「調剤」業務は，機械化とICT化の影響を大きく受けている．これは「調剤」業界のみならず，さまざまな場面でみられることで，それほど目新しい話ではない．機械で行えたり，ICTで効率化が可能な領域を，薬剤師が旧態依然として人力のみで行うことは適切とはいえない．

　その一方で，薬剤師が薬理学，薬物動態学，製剤学などの知識に基づく専門性を活かすためには，服用後の状態をみて，残薬や薬剤性の有害事象など薬物治療の観点から不適切な状態があれば調剤を担当した責任者としてきちんと介入し，そうなった理由やその後の対応策を踏まえ医師と協議して次の一手を考えるといったことが求められる．これは，薬をのんだ後まで（＝対人）に重きを置く業務に変わるということであり，業務の力点が服用後にまで及ぶことが薬剤師の業務であるかどうかには異論も多かった．心理的には「薬を渡した後の効果や副作用は医師が診るもので，薬剤師がやるなんて差し出がましい」，実務的には「薬を渡すだけでも精一杯の状況で，その後のフォローなどは忙しすぎて時間の余裕がない」，そして，経営的には「調剤報酬上評価されていない業務に取り組んでも，赤字になってしまう」といった問題があったためではないかと考えられる．

　しかし，2020年に施行された改正医薬品医療機器等法では，必要に応じた服用後のフォローは薬剤師の義務として明記され，状況を踏まえた医師へのフィードバックは努力義務とされたことにより，法的にも薬剤師の業務は大きく広がったといえよう．

❖ 参考文献

1）薄葉博史：医薬分業について．日本歯科大学校友会ホームページ，2017.
　〈https://koyu-ndu.gr.jp/home/?page_id＝2234〉（最終閲覧2022年8月23日）.

2

薬剤師とバイタルサイン

AKYでしか話せなかったバイタルサイン

1 演題を発表して叱責を受けるという経験

　少し話は遡るが，2009年．某医療系学会の近畿地方会で，当社の薬剤師が口頭発表にて「薬剤師がバイタルサインを採集する」という内容を含んだ症例報告を行った．薬剤師が患者の状態を知ることの意義について，今ほどは理論構築できていたわけではないが，現場での直感めいたものは確かにあった．特に，在宅で療養されている高齢患者については，医師の訪問が月2回しかないなかで，薬剤師が訪問時にバイタルサインを駆使して患者の状態を把握し，現在服用中の（すなわち，自分自身で調剤した）薬と照らし合わせて医師や看護師と情報共有する

意義は，極めて大きいことを確信していた．

　発表そのものは，薬剤師が自分の薬学的知見に基づく評価を医師にフィードバックすることで処方内容がよりよくなったというもので，特にこれといった質問もなく終わり，何かあればとスタンバイしていた私はちょっとホッとしていた．セッション終了後，後ろから突然，険しい顔をした男性に声をかけられた．「先生，ちょっと，いいですか？」と呼ばれ，名刺交換するまもなく，会場外のやや人気のないロビーの一角に連れて行かれた後，「先生，あれはまずいわー」と言われたのである．

　何がまずいのかといぶかしがる私に，「先生は知らないと思いますけど，私たち薬剤師は人の身体に触れてはならないのですよ」「血圧を測るとか聴診をするとか，完全に違法です」「自分が医者だからといって，やっていいことと悪いことがあります」「こんな内容を学会で発表してはなりません」とまくし立てたのである．40歳になったばかりの私は，「あぁ，そうなんですね．不勉強で失礼しました……」と謝罪をしてなんとなくその場は収まったのだが，「まぁ，先生は医者やから，わからんと思うけど……」と半ば，哀れむような目で見られ，なんとも気まずい雰囲気が漂ったのだ．

　ちょうどその1ヵ月ぐらい前に，滋賀県であった日本薬剤師会学術大会で，同様のテーマを扱った演題が不採択になったことを思い出した．当時，口頭発表で申し込んだものがポスターになるということは時々あったが，演題そのものを発表できないというのは珍しかった．その理由はこれだったのかと腑に落ちたのである．

2 「薬剤師は人の身体に触れてはならない」という都市伝説

　学会会場で見知らぬ人に叱責されるという，通常はあまりない経験

をした後，やはり気になって調べてみることにした．薬剤師が人の身体に触れてはならないということが，どうしても腑に落ちなかったのである．そもそも，人の身体に触ることに免許が必要なのだろうかと思ったが，確かに！　と思い出したことがあった．当時から，漢方を得意としている薬局薬剤師は少なからずいた．望診，舌診とならんで，人の身体に触れる腹部の触診や脈診は漢方医学では必須の手技であり，薬局店頭で脈診を行う薬剤師は何人もいた．その薬剤師の先生が，「僕は，こういうこと（触診や脈診）をするために鍼灸師の資格を取りました」と話していたのだ．あれは，薬剤師は人の身体に触れてはならないが，漢方を本格的に扱うにはそれではムリなので，東洋医学を学ぶことに加え，身体に触れられる鍼灸師の資格を取得したということなのだ．

　なるほど，そういうことかと腑に落ちかけたが，待てよともうひとつの風景が頭に浮かんできた．それは当時，急速に町で広がっていたリフレクソロジーのお店での出来事であった．その昔，香港に旅行したとき，それほど日本ではメジャーではなかった「足裏マッサージ」のお店に行き，あまりの痛さに悶絶しながらも結果的に熟睡してしまった経験があった．それが，英国式リフレクソロジーと名前を変えて，大阪でも駅の近くや地下街などに進出しはじめ，私も何度か利用したことがあったのだ．老若男女，いろいろな人が，そろいの制服に身を包んで恭しく足をマッサージしてくれるのだが，あれは，考えるに国家資格ではない．というか，いわゆる風俗営業などにおいても，身体に触れるのに国家資格が求められるなんて聞いたことがない．

　ますます気になってインターネットで調べてみると，薬剤師は人の身体に触れてはならないという条文は，薬剤師法にも医療法にもまったく見当たらなかったのである．薬剤師が人の身体に触れてはならないというのは，完全に都市伝説だったのだ．

3 なぜ，そのような誤解が生まれたのか

　とはいえ当時も，そして今でもこの都市伝説はかなり浸透している．今でも，講演会やセミナーの後に，「薬剤師が聴診するとか，法的に許されているのでしょうか？」と怪訝そうに聞かれることは決して少なくない．その理由は一体何なのか，私なりに考察したことをお示ししておきたい．

　私がいろいろと調べてきたなかで浮かび上がってきたのは，「医師でなければ，医業をなしてはならない」という極めてシンプルな条文からなる医師法 17 条である．薬剤師がボディタッチをすることや聴診，血圧測定を行うことが医業として認定されるのであれば，それはれっきとした医師法違反となる．

　しかし，医業とは何か，ということについて，2005 年の医政局長通知（医政発第 0726005 号）では，医行為を反復継続の意思を持って行うことであるという解釈が示された．血圧測定や聴診を薬剤師が行う場合には，反復継続の意思があると考えられるため，それらが医行為にあたるかどうかが争点となる．しかし，その医行為については，「当該行為を行うに当たり，医師の医学的判断及び技術をもってするのでなければ人体に危害を及ぼし，又は危害を及ぼすおそれのある行為」と定義し，その拡大解釈が医療・介護の現場に混乱をきたしているのではないかと指摘した．そのうえで，医行為ではないと考えられるものとして，体温測定や自動血圧計での血圧測定，パルスオキシメーターによる動脈血酸素飽和度の測定に加えて軽微な創傷処置，さらには，患者の状態が安定していることを前提に，軟膏や湿布の塗布，点眼薬の点眼，一包化薬の内服，坐薬挿入，鼻腔粘膜への薬剤噴霧も医行為ではないと例示したのである．これらから考えると，血圧測定や聴診，はたまた浮腫の有無をみるために下腿を触れることなどは人体に危害

を及ぼしたり，そのおそれがある行為とは到底思えない．

　一方，明らかに医行為となるものの代表例が診断・処方・外科的処置だと考えられる．診断というのは，さまざまな症状を呈する患者を診察して，その原因となる疾患を決めることである．このためには，解剖・生理学，病理・病態学といった医学的知識をもとに症候学や診断学といった専門知識を踏まえた医師の決断が必要である．これを誤ると，大変なことになる．極端な例だが，腹痛を訴える患者に対し，虫垂炎と考えて手術をしてみたら虫垂は全然腫れてなかったとなると，これは人体に危害が及ぶ大変な事態になってしまう．また，処方は，診断に基づいて治療方法を考えてなされるものだが，これを間違うと，不要な薬理作用によって人体に危害を加えることになってしまう．さらには，メスで切ったり，針と糸で縫ったりというのも正しい知識がなければ重大な危害を加えることになるだろう．

　以上を踏まえると，なぜ，このような都市伝説が生まれたのかがみえてくるのではないだろうか．これは私の推測であるが，例えば息苦しさを訴える患者の呼吸音を聴診して，気管支が狭窄しているような笛声音が聴取されたときに，「むむ，あなたは喘息だ！」と診断してしまうことや，頭痛を訴える患者の血圧を測定し，「収縮期血圧が200を越えていますよ．あなたは高血圧です」と診断することは医行為そのものになってしまう．とはいえ，これは，という所見をみつけて，「○○病かな」と言ってしまうのはごく自然なことなので，そういった意味での医師法17条違反は，その昔に頻発したのかもしれず，これを回避するために「薬剤師は人の身体に触れてはならない」という考えが形成されるようになり，一時期は薬学部でも学生に教えるようになったのではないかと考えられる．

　しかし，薬剤師によるバイタルサイン採集の結果や所見を，新たな病名にリンクさえしなければ，先ほどの医政局長通知もあることから，その行為そのものは医行為とはいえない．いくら反復継続の意思をもっ

ていたとしても，医業の要件を満たさないため，医師法17条に違反しないといえるだろうというのが一般的な解釈と考える．とはいえ，まだまだ，この都市伝説は広く流布しているので，この話を薬剤師会や製薬会社主催の講演会で話をするときには，あえて（A）空気を（K）読まない（Y）ということを最初にお伝えしていたのである．

薬局・薬剤師を取り巻く環境の変化

1 薬学教育6年制の導入

　この状況を大きく変え始めたのが，2006年からの薬学教育6年制の導入であった．突如として（？）大学では血圧測定や聴診が薬学教育の内容に取り入れられるようになり，バイタルサインシミュレーターを導入して医学部か看護学部かと見まがうような講義や実習が行われるところも出てきた．しかも，最初は大学の中だけの話かと思っていたら，2010年に5年生となった彼ら彼女らが実務実習として現場に出てくるようになり，さまざまなことを教える立場の実務実習指導薬剤師が血圧ひとつ測ったことがないというのはいかがなものか，という素朴な疑問がちらほら出てくるようになってきた．

　ちょうど2009年から，日本在宅薬学会（当時は在宅療養支援薬局研究会）主催の「薬剤師のためのバイタルサイン講習会」を開催しており，そこにやってくる薬剤師の多くが，「学生も習っているのに，私たちが習っていないというのはなんともおかしい」と話していたことが印象的であった．もちろん，都市伝説を信じているので講習会の参加には勇気がいったと思われるが，やはり興味のほうが先にたってお越しいただいた方も多かったように記憶している．また，その時期から都道府

県の薬剤師会から講演依頼をいただくようになり，そのテーマのほとんどがバイタルサインだったのも，このような薬学教育の変化が大きな理由だったのではないかと感じている．

2 薬剤師法 25 条の 2 の改正

とはいえ，まだまだ都市伝説の威力は凄まじく，薬剤師がバイタルサインをおおっぴらに語るような雰囲気ではなかった．先述の学会の話などもそうだが，薬剤師とは基本的に関係のないもの，むしろ関わってはいけないもののように捉えられていたのかもしれない．しかし年々，勉強し知識をつけた薬学生が現場に出てくるだけでなく，私の薬局では在宅医療の現場で薬剤師が普通に血圧を測定したり，聴診したり，足の浮腫をみたりするようになり，地域医療の現場で多職種と連携する医療専門職としての立ち位置を確立しつつあった．

そんな折，大きく状況を変えるような法律改正があった．それが，薬剤師法 25 条の 2 である．もともとこれは，薬剤師の情報提供義務を定めたものとされており，「薬剤師は，販売又は授与の目的で調剤したときは，患者又は現にその看護に当たっている者に対し，調剤した薬剤の適正な使用のために必要な情報を提供しなければならない」という文言であった．それが，2014 年 6 月に，「薬剤師は，販売又は授与の目的で調剤したときは，患者又は現にその看護に当たっている者に対し，調剤した薬剤の適正な使用のために必要な情報を提供し，及び必要な薬学的知見に基づく指導を行わなければならない」というように，情報提供義務に加えて，指導義務が加わったのである．

指導義務とは何かを考えるときに，医師法 23 条「医師は，診療をしたときは，本人又はその保護者に対し，療養の方法その他保健の向上に必要な事項の指導をしなければならない」というものがある．当時の

法律的な解釈として，指導義務が生じる期間は，患者を診察した後も，少なくとも医薬品を処方した日数分までを含むということを伺ったことがある．それに準じれば，薬剤師法25条の2の指導義務も薬を渡した後まで続くと考えられる．血圧の薬を調剤したのであれば，その後，正しく服用できているかどうか，効いているかどうか，副作用がでていないかどうかをチェックして，問題があれば医師に報告することが薬剤師の仕事として求められていると考えることもできる．

　このあたりから，少しずつ風向きが変わってきたのも事実である．2017年頃からはAKY，AKYと話さなくても，薬剤師が患者の状態を知るためにバイタルサインをチェックするという話は，多くの薬剤師に受け入れられるようになってきた．日本在宅薬学会が主催する「薬剤師のためのバイタルサイン講習会」の受講生が5,000名に近づきだしたのもこの頃である．当初10名で始めたこの講習会が広く受け入れられるようになったのも，こういった情勢の変化が大きかったと感じている．

　さらに2020年には，薬剤師法25条の2に，第2項が付加されることになった．これは，「薬剤師の義務として薬剤師は，前項に定める場合のほか，調剤した薬剤の適正な使用のため必要があると認める場合には，患者の当該薬剤の使用状況を継続的かつ的確に把握するとともに，患者又は現にその看護に当たっている者に対し，必要な情報を提供し，及び必要な薬学的知見に基づく指導を行わなければならない」というものだ．継続的かつ的確に当該薬剤の使用状況を把握するということは，薬剤師の仕事が薬を渡すまでではなく，服用後にまで広がっていくことを意味すると同時に，薬剤師が患者の状態を的確に知るためには，バイタルサインを活用することが不可欠であることも示している．

　さらに，前章でもふれた医薬品医療機器等法の改正においては，保険薬局が単なる調剤業務のみを行う場所ではなく，医薬品適正使用のための情報提供と指導の業務を行う場所として再定義されるとともに，保険薬局・薬剤師が必要に応じて服用後のフォローを行うことが義務

化され，そこで得た情報を医師にフィードバックすることが努力義務
となった．ここでも，バイタルサインは不可欠であり，測定してもか
まわないものから，測定しなくては義務が果たせないものに変わった
のである．

3 調剤報酬が変われば業界は変わる

　ここまで述べてきたとおり，都市伝説の法的課題が解決され，教育
が変わり，制度が変わったことで，薬剤師の聴診や血圧の測定などは，
薬を服用した後の患者の状態を把握するときに有用性があり，違法性
を生じがたいということが明らかとなった．また，高齢者の慢性疾患
に対する薬物治療が増え，その調剤が業務のメインになり，ポリファー
マシーや残薬の問題が顕著になりつつある．このようななかで，調剤
を担当した薬剤師が服用後もフォローをすることの有用性は高く，法
律もそれを強力に後押ししている．さらには，薬剤師以外のスタッフ
が調剤業務のなかで活動するための枠組みも局長通知で明らかにする
など，薬剤師がいわゆる「対人業務」に従事しやすくなってきている．
しかし，「調剤薬局」がなかなか変わらずに来ているのはなぜか．

　その理由は，薬局のビジネスモデルを支える調剤報酬制度が，薬を
渡すまでの業務（＝対物業務）を手厚くしてきたからである．調剤報
酬のうち，薬剤費を除いた調剤技術料は約1.9兆円が計上されている
が，そのうちの半分，9,000億円が調剤料として計上されている．残
りの5,000億円は調剤基本料であり，薬剤師が主に薬学的専門性を発
揮する薬学管理料は4,000億円程度しかない．だとすれば，時間あた
りのコストパフォーマンスを考えても，対物業務に専念して調剤料を
稼ぎ出すようにすることが薬局の経営には必須になる．当然のことで
あるが，どんなによいことをやっていても，採算が合わなければ永続

的に続けることはできないし，前向きな投資をすることも不可能である．薬剤師が患者の状態を知るときにバイタルサインを活用することは，現在の調剤報酬制度のなかではなかなか浮かび上がってこないテーマであったといえよう．

しかし，2022年度の調剤報酬改定では，従来の「調剤料」と「薬剤服用歴管理指導料」が「薬剤調整料」「調剤管理料」「服薬管理指導料」に組み換えられた．今後，薬剤調整料が上がることは考えづらく，ほか2つの報酬が上がると予想されていることを踏まえれば，そのほかの環境が整ってきた経緯を考えるにつけ，進展の程度はありこそすれ，薬剤師や薬局業界のあり方が大きく変わっていくのではないかと考えている．

バイタルサインが変える薬局・薬剤師のあり方

1 毎日の業務の閉塞感からの脱却

従来の「調剤薬局」での薬剤師業務は，よくいえば一日の出来事が予見しやすい，悪くいえば単調なものであった．医師が診察後に患者に発行した処方箋を応需し，その内容を監査したうえで疑義があれば医師に照会．必要な修正があれば加えたうえで，薬を正しく準備，調製．薬の内容，用法・用量に加え，注意すべき点などを説明して調剤した薬を渡した後，その内容を薬歴に記載するというのが，おおまかな仕事の概要である．複雑な処方箋に対して処方解析や疑義照会を行ったり，少し癖のある患者に遭遇したりすることはまれではないが，3〜4年もすると慣れてくる．

調剤の機械化やスマートフォンの普及による情報格差の縮小などに

伴い，よい意味で薬剤師の仕事は単調になった．粛々，黙々とこなす
この業務は，専門性や個性を活かした業務より，薬剤師にはそれなり
の満足感があったのかもしれない．しかし，そこはかとなく漂う閉塞
感というものはいかんともしがたく，時に明確に感じられるので，転
職という形でこの閉塞感を取り払おうという薬剤師は少なくないよう
に感じている．大病院の門前薬局から地域の開業医の処方箋を応需す
る薬局へ転職してみたり，その逆もしばしばある．さらに，在宅の分
野に行ければ，または，セルフメディケーションに進めればと考え，
在宅専門と称する薬局やドラッグストアに転職しても根本的な解決に
はならず，結果的に薬剤師という職業に絶望してしまい，職業そのも
のを辞めてしまう人もいるというのが現実である．

　私はこの閉塞感を，「金魚鉢の金魚のようだ」と話してきた．高齢化
が進むわが国で，治療のほとんどは薬物治療になってくる．しかも，
投薬に際して，用法・用量だけでなく併用薬との相互作用や禁忌，肝・
腎機能の低下に伴う薬剤性有害事象などを考えれば，薬に関する唯一
の国家資格である薬剤師が活躍しないはずがない．時あたかも，教育
課程が6年制に移行し，医学・歯学と同じ教育年限で育成した医療専門
家が果たすべき役割は大きいはずである．しかし，「はず」ということ
はわかっても，なかなか現実は難しい．検査数値を学び，治療ガイド
ラインを熟読して，現在の患者の状態ならこの処方が良いのではない
かと医師に提案しても，華麗にスルーされたり，患者のもとに足しげ
く通い寄り添った医療を展開しようとすると，それは看護師の仕事だ
と諭される．何でもできるし，何でもやるべきだと考えられるが，い
ざやろうとするとできない．まさに金魚鉢の金魚のようで，いろいろ
なところの風景は見えるが，いざそこに行こうとすると見えない壁に
阻まれる．

　しかし，よく考えてみると天井は空いているのである．それが，医
薬品医療機器等法の改定でも定められた服用後の継続的なフォロー，

すなわち服用後もみることである．みる，といっても look ではなく，
①医師の処方どおりきちんと使用できているのか（コンプライアンス），
②期待される効果は出ているのか，③予期される副作用はみられてい
ないのかということを，調剤を担当した薬剤師がきちんとチェックし，
必要があれば対処法とともに医師にフィードバックすることが大切で
ある．このとき，②と③を確認する手段がバイタルサインである．

　例えば，降圧薬を調剤したのであれば，その効果をみるために血圧
をチェックするのは当然であるし，カルシウム拮抗薬による顔面紅潮
や ACE 阻害薬による空咳はもちろんのこと，アムロジピンによる下肢
浮腫の有無をチェックすることや，そもそも適正な血圧よりも低くな
りすぎていないかをチェックすることも重要であろう．また，気管支
拡張薬や去痰薬を調剤したのであれば，気管支の拡張が得られている
のか，気道のクリアランスは得られているのか，酸素化は保たれてい
るのかを聴診器やサチュレーションモニターを用いてチェックするこ
と．β_2 刺激薬であるツロブテロールテープを貼付している患者には，
頻脈やそれに伴う不快な症状がみられていないかどうかをチェックす
ることなども大切だ．調剤を担当した薬剤師がバイタルサインをチェッ
クして「これは，まずい」と思ったとき，どうすればよいのかを含めて
処方医にフィードバックすることは，チーム医療の一員として当然の
ことだといえよう．

　どうだろうか．薬剤師の仕事が「薬を渡すまで」から，「のんだ後まで」
に広がるだけで，さまざまな業務が頭のなかに浮かび，気がつけば金
魚鉢から飛び出している自分を想像できるのではないだろうか．毎日
の業務の閉塞感から脱却するには，たったひとつ，服用後までフォロー
すればよく，そのツールとしてバイタルサインは不可欠だということ
である．

2 薬剤師の将来像が開ける

　薬剤師の仕事を服用後のフォローまでと捉えなおし，バイタルサインというツールを手に入れると，閉塞感が漂っていた薬剤師の将来像が開けることが多い．その理由は，服用前の業務と比べて，服用後の業務のバリエーションが飛躍的に増えていること，そして薬剤師が介入できる部分，専門性を発揮できる部分が明確になることではないだろうか．

　服用前に，アレルギーや併用薬を確認しているだろうが，個人差はあっても，それらが問題になる処方内容は基本的に少なく，医師もそれなりに注意をしているので薬剤師が介入できるところは多くない．また，医療情報基盤の整備やAI化が叫ばれるなかで，相互作用や併用注意・禁忌などを見逃さないことへの薬剤師の専門性の主張は年々厳しくなってきた．そんなこんなで，対物業務だけでは，薬剤師の将来が見通せない風潮が強いのである．

　一方，服用後のフォローでは，バイタルサインを活用することで患者の状態を処方内容と照らし合わせて考えることができるが，当然のことながら患者の状態や経過は千差万別である．自分の考えた薬学的見地からのアセスメントが正しいばかりでもないというところが医療の奥深さである．もちろん，医療であるから間違いがあってはいけない．そのために何が必要かというと，薬学的専門性の生涯にわたる研鑽である．薬学の専門性は，医学部や歯学部，看護学部では学ばないレベルの薬理学，薬物動態学，製剤学にあるはずだ．これらの学問から身に付けた「薬が身体に入った後どうなるのか」という知識を駆使して，薬学的に患者の状態の謎を解くことは，薬物治療の質を向上させる際には極めて重要なことである．

　学部教育の特性の違いとして代表的なものは，医師は患者が呈するさ

まざまな症状を疾病によるものと考えるが，薬剤師は現在服用中の（＝
自分が調剤した）薬によるものではないかと考える点である．国民全体
が若く，罹患する疾病の多くが急性疾患だった時代には，医師が症状
の原因を探り当てていくことで真実にたどり着けたが，高齢化が進み
慢性疾患が増え，複数の診療科から処方された多くの薬剤を服用して
いる現在では，薬学的見地に基づくチェックが不可欠である．医師が
病名を診断し，薬物治療をスタートさせた後は，薬剤師が服用後のフォ
ローを行い，薬学的にアセスメントしたのち，医師と協働して薬物治
療管理にあたることが，これからのわが国の地域医療においては欠か
せない．患者と向き合い，正しい治療を行うために，生涯にわたって
薬学的専門性を磨いていくのだと考えれば，薬剤師の将来性は無限に
広がっていることが実感できるのではないだろうか．そして，そのきっ
かけになるのが，バイタルサインなのである．

3 自分が薬剤師になった理由にリンクできる

　医師と協働して薬物治療管理を実施するなかで，薬剤師は自分の専門
性に基づくアセスメントや，それに伴う医師への処方提案というフィー
ドバックによって患者の病状が大きく変化していくことを目の当たり
にする．もちろん，自分の見立てが正しくなくて，血の気が引くような
思いをすることもあるだろうが，多くは自分の考えや提案によって患
者の症状が軽快したり，全身状態が改善されたりしていくことを目の
当たりにするのである．要は，バイタルサインというツールを手に入
れて，患者の服用後のフォロー，薬学的アセスメント，医師へのフィー
ドバックを行うことで，「困っている患者の役に立ちたい」という，医
療の専門職を目指した根源的な理由にきっちりとリンクすることがで
きるのである．

　そもそも，今まで述べてきた薬剤師が感じている閉塞感や将来性の乏しさは，自分の仕事を「薬を渡すまでの業務」だと薬剤師自身が思い込んでいるところにある．もちろん，きちんとした処方監査，正確かつ迅速な調剤，適切な服薬指導などは，すぐにできるものではないし，この重要性は今までも，これからも変わらない．しかし，この繊細かつ神経を使う業務に没頭するなかで，ふと感じるのは「そもそも，何をしたくて薬剤師になったのだろうか」という極めて根源的な疑問である．抗がん薬をミキシングする，わかりやすく吸入指導をする，自宅まで迅速に薬を届けのみやすいようにカレンダーにセットするなどの「薬が身体に入るまでの適正使用」を実践するためだけに薬学を学んできたのだろうか．

　これらの業務は重要で，「がんばっている」と思われる業務である．しかし，このままでは「薬をのんだ後の適正使用」には手が届いていない．すなわち「薬が身体に入った後」にも，薬理学，薬物動態学，製剤学を学んだ薬剤師にしかできない業務に従事しない限りは，「困っている患者を助けたい」と純粋に思う自分の理由にタッチできないのである．これが，いわゆる金魚鉢の構造である．空いている天井から飛び出すためには，バイタルサインを習得し，活用することが不可欠なのである．

3

バイタルサインを活用するために始めるべきこと

取り組むきっかけは？

　薬局薬剤師であれば，「バイタルサインに取り組みたいけれど，うちの薬局は在宅の患者が 1 人もいません……」というケースがあるだろうし，病院薬剤師では「病棟でいきなり血圧を測るといっても……」と困惑されるケースもあるだろう．しかし，バイタルサイン採集は決して在宅や居住型施設，介護施設の患者に対してのみ行うものではない．通常の薬局や病院の業務でも，薬剤師が「この患者の状態について，もっと深く知りたい」と感じたのであれば，入院，外来，施設，在宅を問わず十分取り組める機会があると考えているが，いかがだろうか．つまり，前提条件として「薬剤師がバイタルサインを採集する」という大きな変化を踏まえて，薬学的管理指導や pharmaceutical care を自由に発想してみることで，バイタルサインに取り組むきっかけは，どの薬剤師で

もみつけられるのではないだろうか.

　例えば，高血圧に対して降圧薬を服用している患者が，いつもどおりの処方箋を持参して来局したとしよう．カウンターでの会話のなかで，頭痛や頭重感，ふらつきなどを自覚していることが判明した場合，通常は医療機関や家庭での自己血圧測定の結果を尋ねて，薬歴の"O"欄に記載するだろう．しかし，なかには医療機関で測定していなかったり，血圧手帳をつけていなかったりする患者も存在する．そのような場合，薬局薬剤師が「降圧薬の効果発現」という観点から血圧を測定することの意義は大きい．また，家庭で自己血圧測定をしていない患者には，最近の治療ガイドラインを説明しつつ，血圧計の購入を勧められるのも薬局の大きなアドバンテージである．販売する際には実際に店頭でデモを行って，薬剤師が測定してもよいだろう.

　病棟では，「看護師が測っているのに，薬剤師が血圧や動脈血酸素飽和度を再度測るのは患者にとって迷惑では……？」という意見もある．実際，「えっ，また測るの？」といわれるケースもあるかもしれないが，患者にとって負担がある検査法ではないので，「薬剤師も測ってくれるのね」というように，安心する患者も多いのが実際のところである．また最近では，薬剤師から外来患者への服薬指導を目的とする面談室などを設置している医療機関もある．そういったところでは，ひととおりのバイタルサインをチェックすることができるのではないだろうか.

　折しも，薬剤師が必要に応じて服用後のフォローを行うことやそこで得られた情報を医師にフィードバックすることが薬剤師の業務であることが，2020年度に改正された医薬品医療機器等法や薬剤師法に明記された（p.26参照）．薬剤師が服用後も患者の状態をフォローすることは，出過ぎた真似ややり過ぎた業務ではなく，むしろ取り組むべき業務そのものになったのである．また，2022年度の調剤報酬改定で変更になった「服薬管理指導料」を適正に算定するために前述のような業務が必須であることを考えれば，過去の因習にとらわれず，なすべき

仕事としてバイタルサインの採集に取り組んで行く姿勢が求められるのではないだろうか.

器具を準備しよう！

前節で述べたような心理的障壁をクリアした次には何をしたらよいだろうか. バイタルサインの講習会などに出席して技能を学ぶという方法もあるが, 私はあえて, バイタルサイン採集に必要な器具を最初にそろえることを提案している. このような新しい取り組みを始めるときには, 時として大きなパワーが必要になる. その際に「形から入る」ということはモチベーションアップに対して大きな威力を発揮することが多い.

具体的には, 腋下で測定する電子体温計, 上腕で測定する全自動血圧計, パルスオキシメーター, 聴診器をそろえるのである. いずれも医薬品卸業者から仕入れることができるし, インターネットで販売しているサイトもある.

①体温計

体温計は1,000円程度のポピュラーなもの, できれば1分程度で測れるものが, 実際の患者との会話のなかでは間延びしなくて使いやすい.

②血圧計

血圧計については, 指先や手首で測定するものも販売されているが, 医療機関での測定値と比較する場合も考えて, やはり上腕で測るタイプを用いるのが標準的である. 価格は高価なものから安価なものまでいろいろあるが, 比較的機能がシンプルな5,000〜10,000円程度のものが適当ではないかと考えている.

③パルスオキシメーター

パルスオキシメーターは，20,000〜50,000円とばらつきがあるが，最近では，プローブと本体が一体型の安価なものも多い．表示が見やすいものが1番で，特に在宅などでは少し薄暗い居室で測定することもあるため，液晶であればバックライトのついているものか，文字自体が発光するタイプのものが使いやすいように思う．新型コロナウイルス感染症の感染拡大を受けて，通信販売サイトで非常に安価なものを入手することもできるが，「安かろう悪かろう」の商品があることもちらほら耳にする．「安物買いの銭失い」にならないように，ある程度の値段のものをそろえておくことが無難だろう．

④聴診器

病棟や検診センターにとりあえず，と置かれている安価なものから，循環器内科医が愛用するハイスペックで高価なものまで，さまざまな聴診器が販売されている．薬剤師が聴診する目的から考えて，あまりにハイスペックな聴診器はもったいないが，おもちゃみたいなものでは非常に聴き取りにくい．私が薬剤師に勧めているのは，8,000〜10,000円程度の看護師が日常的に用いるタイプのものである．

知識・技能の習得には？

バイタルサイン採集のための器具が届いたら，まずは手に取ってみる．自分自身で体温計を使ったことがない薬剤師はいないと思うのでおいておくとして，血圧計はとりあえず自分で巻いて測ってみたり，パルスオキシメーターを指先に挟んで測ってみる．いずれも，予想していたよりも簡単なことがわかるだろう．

聴診器は，耳にカフ（耳当て）を装着する．実は前と後ろがあって，

逆にはめると非常に不安定な状態になるため実際に体験してみるとよい．また，聴診器のピースを回転させ，膜型とベル型のどちらで音が聴こえる状態かを試し，実際に自分の胸やおなかに聴診器をそっと添えてみるところから始める．最初はどんな音かはわかりづらいが，自転車に乗るのと同じで，そのうちわかるようになってくる．逆にいえば，聴診に限らずバイタルサインはどれだけ座って勉強していても身につかないものであり，まさに，practice makes perfectの精神が重要である．なお，6年制に移行した薬学教育では，バイタルサインは必修項目になっているし，定期的に改訂される薬学教育モデル・コアカリキュラムでは，座学だけでなく測定手技などの実習も含まれているので，かつてほどの違和感は少なくなってきているし，その傾向は今後も変わらないだろう．

　薬剤師のなかには，自宅で家族の音を聴かせてもらったり，職場で同僚の音を聴かせてもらったりする人もいるが，私自身も医学生時代，そういった経験がある．採血や点滴のための静脈留置針の挿入は，研修医同士で練習したし，おなかの超音波検査なども，夜中の病棟でお互いにやってみたうえで本番にのぞむ．薬剤師も薬局や薬剤部のなかで互いに聴診の練習をしてみてはいかがだろうか？　患者の身体を対象とした手技の習得には，そういった相互での学習がカギになると考えている．

　また，薬剤師を対象としたバイタルサインの講習会も開催されているので，こういった会を利用するのもよいだろう．なかには，バイタルサインシミュレーターといって，実際に脈拍に触れ，心臓の鼓動音や呼吸音が聴こえ，瞳孔が収縮したり散大したりする人体モデルを用いた講習もある．もちろん，こういった人形を活用する講習に意義はあるが，このような高価な人形がなければ実習ができないか，というと決してそうではない．繰り返しになるが，まずは聴診器，血圧計，パルスオキシメーター，体温計を用いて，家族でも同僚でも，そして

自分自身でも使ってみることが重要である.

　そして最後に重要なことは，得られた情報の解釈と，医療チームへの還元の仕方である．薬剤師がバイタルサインをいくら採集しても，客観的なデータを薬歴に記載し，蓄積するのみであれば何の意味もない．むしろ，患者にとっても薬剤師にとっても，時間と手間の浪費とすらいわれても仕方がない状態になってしまう．得られた情報を，pharmaceutical care の観点から解釈し，その内容とともにしかるべき文書や，緊急性があれば状況に応じて医療チームの医師や看護師に報告・連絡することで，初めて薬剤師の採集したバイタルサインが活きるのである．これらのことは，第4章で詳しく解説する.

　なお，私が理事長を務める「一般社団法人日本在宅薬学会」でも，このような点を踏まえて，病院，薬局を問わず薬剤師向けのバイタルサイン講習会を開催している．興味のある方は，同学会のホームページ（http://jahrap.org）をご覧になっていただきたい.

環境を整備しよう！

　バイタルサイン全般の意義と問題点を理解し，器具をそろえ，ある程度の練習をした後は，いよいよ実践である．薬剤師がバイタルサインを採集することについて，法的解釈には問題がないとしても，今まで行われてこなかったのは事実だ．実際の臨床現場で採集する際には，ある程度の前準備と環境整備，平たくいえば根回しが必要であろう．ここではいくつかの場面について，バイタルサイン採集の意義とともに，配慮すべき事項を個別に考えてみたい.

1 患者の自宅に訪問する場合

　患者の自宅に訪問する場合には，事前に主治医の先生に連絡しておくのがよいだろう．主治医には，薬剤師がバイタルサインを採集する意義について診断が目的ではないことを説明し，主には服薬管理への介入による服薬コンプライアンスの向上と，軽微な体調変化を必要に応じて主治医にフィードバックすることで医療レベルの向上に努めることを説明すると理解が得られやすい．また，今や法律にもこういったことが薬剤師の業務として明記されるようになったことに加え，さりげなく自分たちがどのような研修・修練をしているのかを説明しておくと，理解や了解も得られやすいように思われる．

　主治医に話を通した後は，患者本人や家族に対して，薬剤師が薬の面から効果と副作用をチェックすることを説明し，了解を得ることが重要である．ただ，このあたりは「いいですよ」と意外にスムーズに進むことが多く，「そんなこともしてくれるのですか！」と喜ばれることすらあるのが現実ではないかと感じている．

2 介護施設に訪問する場合（特別養護老人ホームなど）

　認知症の患者が多く，看護・介護スタッフが比較的手厚い場所では，薬剤師が直接バイタルサインを採集する機会が少ないかもしれない．侵襲的ではないにせよ，時間的にも精神的にも患者の負担になるような行為を繰り返すのは患者のメリットにはならない．しかし，訪問する薬剤師がバイタルサインを採集するのは，医療安全の確保と医薬品の適正使用が目的である．血圧やSpO_2のような記録に残せる値は，ほかの医療従事者が採集した記録を共有すればよいが，事情が許せば，呼

吸音や心音，腸蠕動音（グル音）の聴取，脈拍の触知などの客観的な情報は，医療の質を上げるためにも，薬剤師としての評価と判断を加えて医療チームにフィードバックすることが重要であろう．このあたりの意図や目的を，法的な位置づけも明確になったことも踏まえて，施設医や看護師長に説明し理解いただくことは，スムーズにバイタルサイン採集を始めるために必須であろう．

3 居住系施設に訪問する場合 （有料老人ホーム，高齢者専用賃貸住宅など）

　介護施設と似て非なるものが，「居住系施設」と呼ばれる要介護高齢者を対象とした施設群である．これらの施設における入所者の特徴は，高齢で基礎疾患があり，場合によっては認知症も合併しているといったものが一般的だ．これらの患者に対して薬学的管理指導が必要だが，療養型病床や介護施設とは異なり医師は常駐しておらず，看護師の配置数も少ない．しかし，自分で服薬管理ができない患者が多数いるため，食事時や寝る前などは業務が煩雑になる．ここでの薬局薬剤師の働きは非常に大きく，院外処方箋を応需し，配薬・服薬支援を行うことへの，看護師や介護スタッフからの評価は非常に高いことが多い．このような取り組みを進めつつ，バイタルサイン採集につなげていくと，スムーズにことが運びやすくなると考えられる．

　この場合も，医師や看護師に事前にインフォームしておくことが重要で，特に施設のなかで医療面の統括をしている看護師に了解を取っておくことが望ましい．その際には，薬剤師がバイタルサインの研修を受けていることや，採集した情報をどのように看護師にフィードバックするのかを説明すると理解が得られやすい．もちろん，患者自身にも了解を得ておいたほうがベターだが，施設で薬剤師がこのような活動をすることへのコンセンサスがある程度得られていれば，問題なく

了承される場合が多い．実際にバイタルサインの採集を始めた後，薬剤師が得た情報とそれに対する薬学的アセスメント，さらには，処方変更への提案やその根拠などを医師や看護師にフィードバックしていければ，薬剤師の業務の定着につながるはずだ．

4 薬局店頭の場合

では，主に近隣の医療機関から処方箋を応需している薬局店頭ではどうだろうか．循環器や呼吸器系の患者であれば，おそらく医療機関で必要なバイタルサインが測定されているはずなので，あえて薬局で再検する必要はないだろう．医療機関で測定された数値を確認すればよい．しかし，整形外科疾患や婦人科疾患など，呼吸・循環器系への影響が極めて少ない疾患の患者に対しては，患者の希望があればバイタルサインを測定することに意義がある．例えば，頭痛やめまいが高血圧に伴う症状の場合もあれば，動悸の原因が不整脈の場合もある．薬局近隣の医師が，これらの疾患に対する主治医ではないと推察される場合には，バイタルサインが測定されていないことも十分にあり得るからである．

この際にも事前に近隣の医師に薬剤師がバイタルサインを採集する意義（医薬品の適正使用と医療安全の確保であり，診断ではない旨）と，そのために自身が行ってきた研修や修練，さらには何度も触れているが法律的な位置づけなどをあらかじめ説明しておくことで理解が得られやすくなるだろう．

その一方，多数の診療科をもつ基幹病院の門前や，面分業，相談薬局などでは，このような特定の医師へのインフォームは基本的には不要だと考えている．患者は種々の理由でその薬局を選択し，来局している．むしろ，薬剤師がスターである薬局で，pharmaceutical care の実践を

思う存分行えばよい．現在はまだまだ少ないが，2015年に発表された
「患者のための薬局ビジョン」の指し示す薬局の方向性や，その実現を強
力に後押しするように調剤報酬制度が変わったことを考えれば，今後は
このような形態が増えていくのではないか，と私は予想している．

5 病院（急性期病院）の場合

　急性期病院の病棟では，看護師の配置も十分であり，薬剤師がバイタ
ルサインを採集する意義は少ないかもしれない．しかし，何度も述べ
ているように薬剤師がバイタルサインを採集する目的は，患者の状態
を把握し，調剤した薬剤の効果と副作用の発現をチェックすることを
通じて，医療安全の確保，医薬品の適正使用を目指すことである．つ
まり医師や看護師が，診断や治療，ケアのために採集することとは目
的が異なる．もちろん，看護師のようにルーチンで朝・晩と測定する
必要はないが，病棟での服薬指導業務などで患者のベッドサイドに訪
れた際には，基本的なバイタルサインをチェックするとともに，使用
薬剤を念頭においたフィジカルアセスメントを行うことが重要である．
　外来の投薬カウンターでバイタルサインをチェックすることは，物
理的にも時間的にも困難であり，薬学的な意義も見いだしにくい．し
かし，昨今，外来化学療法に取り組む病院が増えているとともに，薬
剤師による「お薬相談外来」などを開設する事例も出てきている．この
ような新しい外来業務では，薬剤師がバイタルサインをチェックする
ニーズが顕在化していくことも考えられるし，実際にそういった事例
も見聞する．
　なお，このような活動の際には，意義とこれまで行ってきた準備につ
いて，医師や看護師（病棟・外来の看護師長）に説明し，了解を得てお
くことが望ましいと考えている．また，病院全体で行うためには，医局，

看護部, 薬剤部といった各セクション全体の合意形成や, 可能であれば合同の教育研修体制の整備を行っておくことも重要であろう.

6 病院（療養型病床）や介護老人保健施設の場合

　療養型病床や介護老人保健施設は, 院内薬局が対応するため, 基本的に薬局薬剤師が介入することはない. しかし, 急性期病院の病棟ほど医師・看護師の配置が潤沢ではない一方で, 薬学的管理の必要性は変わらず存在しており, 薬剤師の積極的介入が望まれる領域だと考えられる. 病棟での配薬・服薬支援にとどまらず, 医療安全の確保や医薬品の適正使用を目的とした薬剤師のバイタルサイン採集は, 患者の受ける医療の質を向上させるはずである. このような取り組みの際にも, 医師, 看護師にこれらの意義と準備を説明し了解を得ておくことが大切である.

　いろいろな場面で薬剤師がバイタルサインを採集し, 活動の場を広げるためには, その場所に応じた事前の環境整備が重要である. 最初は難しいように思われることも, 活動を続けていくうちに周囲の医療スタッフに意義が理解されるようになり, 徐々に定着していくことが多い. まずは周到に準備し, しかるべきところに話を通したうえで, 薬剤師が積極的に介入することの意義をもち, おそれずに取り組んでいくことがポイントではないかというのが私の考えである. バイタルサインを採集する理由が,「法律で定められたから」「これからの薬剤師は取り組むべきだから」「薬局の特色作りに必要だから」といった外的な動機だとすれば, なかなか進まない. 何より大切なのは,「患者さんの薬物治療の質をよりよいものにしたい！」という強い気持ちをもっていることを関係各所に伝えていく情熱なのだ.

4

バイタルサインの測定・記録・アセスメント

血　圧

　血圧の測定は，医師・看護師が学生時代に初めて経験するバイタルサインのチェックである．血圧測定は，ほとんどすべての国民が受けたことがあり，読者諸氏も経験がない方は，まずいない検査であろう．

　上腕に装着した腕帯（マンシェット．「カフ」とも呼ぶ）に空気を送り，加圧していったん動脈の血流を途絶させた後，徐々に腕帯の圧（カフ圧）を減じていくと，動脈がわずかに開き血流が再開する．このときの血圧を収縮期血圧といい，血流の乱流が起こり脈拍に一致した音（コロトコフ音）を生じる．

　さらに腕帯の圧を減じていくと，血管径の拡大に伴って血流が増大するためコロトコフ音が大きくなっていき，最終的に血管径がもとの太さに戻ったときに，乱流がなくなりコロトコフ音は消失する．この

ときの血圧が，拡張期血圧である．

　血圧は，mmHg（水銀柱の高さ）で表現するが，これは，その昔血圧を測定するのに比重の大きい水銀を用いていたことに起因する．一般の医療機関では長く水銀血圧計が用いられていたが，法律で製造が規制されたため，今ではバネを利用したアネロイド型血圧計や電子的測定機能を持つものが用いられている．いずれも測定メカニズムは異なるが，血圧をモニターしつつ，聴診器を肘部内側にあててコロトコフ音を聴取する方法は変わらない．

　現在では，電動ポンプを用いて自動的に加圧・減圧をしながら，乱流が生じるときの動脈の振動をセンサーで感知して自動的に測定する電子血圧計が広く使用されている．手首で測定するものもあるが，医療従事者としては，上腕で測定するものを用意しておきたい．薬剤師が測定する場合，最初は自動血圧計を使用することをお勧めする（図1）．

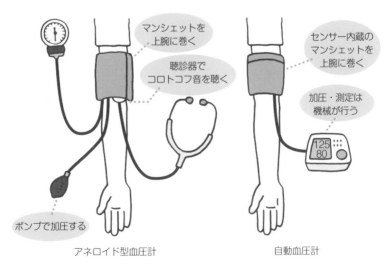

マンシェットを
上腕に巻く

聴診器で
コロトコフ音を聴く

センサー内蔵の
マンシェットを
上腕に巻く

加圧・測定は
機械が行う

125
80

ポンプで加圧する

アネロイド型血圧計　　　　　　　自動血圧計

図1　アネロイド型血圧計と自動血圧計による血圧の測定

1 測定方法

　日常診療のなかでも，いきなり血圧を測定することはない．通常は，挨拶をすませ，少し話を聞いた後に，頃合いを見計らって「血圧を測りますね」と患者に血圧を測定することを告げる．インフォームドコンセントを得る目的もあるが，「白衣高血圧」と呼ばれるように，医療従事者との会話が患者の血圧を変動させることも多いため，患者が少し落ち着くのを待つ意味合いもある．

　血圧は，座位もしくは仰臥位にて測定し，腕は胸の高さくらいまで上げるようにする．座位の場合には，肘の下にタオルなどを置くと腕が安定して測定しやすい．左右どちらでもよいが，患者の好みも聞きつつ，どちらか一方の決まった腕で測定し，経時的な変化をモニターできるようにすることが望ましい．

　腕帯は肘ではなく上腕に巻くように注意する．このとき，指が1〜2本入るくらいの余裕をもたせるとよい．上腕動脈は肘部内側の中心あたりを通っているので，そのあたりに，センサーが位置する腕帯の中心を当てるようにして巻くとよい．また，冬場に厚着をしている場合や，袖をめくりあげたときに上腕部が圧迫されてしまう場合には，正確な血圧が測定できないので脱いでもらう．薄手のシャツ程度であれば，問題なく測定できることが多い．

　通常1〜2分で測定は終了する．血圧計には，最高血圧（収縮期血圧），最低血圧（拡張期血圧），脈拍数が表示されるので，それらを読み取り記載する．

2 記録の書き方

血圧は，収縮期血圧/拡張期血圧mmHg（例：140/80mmHg）と記載する．blood pressureの頭文字をとってBPと記載する医師や看護師も多い．血圧の経時的な推移を俯瞰するには，一覧表やグラフにしておくことが有用である．最近では，多くの種類の血圧管理手帳が医療機関や薬局で配布されており，それらを使用している患者も多い．薬剤師が測定した場合でも，みずからの薬歴に記載するとともに，患者の手帳にも記載しておくと，ほかの医療・介護従事者との連携に有用である．

3 アセスメント

薬剤師が血圧を測定し評価することには，2つの意義がある．

1つは，薬効や副作用発現の有無をチェックできることである．降圧薬の効果が必要十分かという判定は主治医が行うが，病院や薬局店頭での測定値が160/100mmHgを超えるような場合や，逆に収縮期血圧が90mmHgを下回るような場合には，服薬情報提供として主治医へフィードバックすることが，重要になる．

また，利尿薬や前立腺肥大症に対するα遮断薬の使用による血圧の変動がないかどうかは，医療安全の確保や医薬品の適正使用の観点から薬剤師が積極的にチェックすべき項目といえるだろう．なお，動脈硬化が強い患者や胸部大動脈瘤が指摘されているような患者では，左右の腕の血圧に差がみられることがあるので，一度は両腕でチェックしておいたほうがよい．血圧の左右差が出現・増強するような場合には，動脈硬化の増悪や血流の低下が起こっている可能性もある．左右の手の温度が異なるようであれば，主治医にも血圧のデータとともに服薬

情報提供の一環として伝えたほうがよいだろう.

　また，これらの血圧のデータは，1回の結果ではなくトレンドとしてみていくことで，その患者に起こっているさまざまな変化を理解しやすくなる．よって，イベント的に測定するのではなく，可能な限り毎回チェックするとともに，血圧手帳に記録のある数値についても，特徴的なものやサマリーを薬歴に記載しておくことが望ましい.

　もう1つは，特に保険薬局店頭における，プライマリ・ケアの一環としての患者状態の把握である．高血圧の初期症状として，頭痛やふらつき，顔面のほてりがみられることがある．このような症状は，「頭痛薬がほしい」「更年期障害だと思う」などと店頭で相談されることも少なくない．市販薬や漢方薬を販売する前に，まず血圧をチェックしておくことが統合医療的な観点から重要である．血圧の判定には，日本高血圧学会がまとめた「高血圧治療ガイドライン2019」の診察室血圧や家庭血圧における血圧の分類を参考にするとよいだろう（表1）.

表1　成人における血圧値の分類

分　類	診察室血圧 (mmHg)			家庭血圧 (mmHg)		
	収縮期血圧		拡張期血圧	収縮期血圧		拡張期血圧
正常血圧	<120	かつ	<80	<115	かつ	<75
正常高値血圧	120〜129	かつ	<80	115〜124	かつ	<75
高値血圧	130〜139	かつ／または	80〜89	125〜134	かつ／または	75〜84
Ⅰ度高血圧	140〜159	かつ／または	90〜99	135〜144	かつ／または	85〜89
Ⅱ度高血圧	160〜179	かつ／または	100〜109	145〜159	かつ／または	90〜99
Ⅲ度高血圧	≧180	かつ／または	≧110	≧160	かつ／または	≧100
（孤立性）収縮期高血圧	≧140	かつ	<90	≧135	かつ	<85

（日本高血圧学会「高血圧治療ガイドライン2019」より転載）

私自身の経験として，「足腰に力が入らず，しゃきっとしない」と訴える70歳代後半の男性に対し，脳梗塞や整形外科的疾患を疑って精査しても何もなく改めて血圧を測定したところ，高血圧が原因だったことがある．患者が教科書どおりの典型的な症状を口にするとは限らないといわれているとおりである．主訴にかかわらず，何らかの身体の不調を訴えて来店した患者には，まず血圧をチェックし，異常がみられた場合（特に患者本人がそれらの異常を認識していなかった場合），まずは近隣の医療機関への受診を勧めること（受診勧奨）が重要である．

　前述の「高血圧治療ガイドライン2019」では，家庭での血圧測定が推奨されているが，血圧計をもっていない患者も少なくない．最近では，10,000円以下で非常に高機能なものが家電量販店でも販売されているが，血圧計は薬局店頭でも扱うことができる機器のため，われわれの薬局でも販売している．プライマリ・ケアの一環として患者に家庭での血圧測定の意義を説き，患者に応じた適切な血圧計の選定と使用方法のレクチャーを行ってフォローすること，その結果として血圧計を販売することは，これからの薬局・薬剤師の業務のひとつになっていくだろう．

呼　吸

　呼吸状態はみるだけで観察でき，得られる情報も非常に多い．聴診器を使用することで，さらに詳しい情報が得られる．呼吸器系疾患に対して用いる薬の薬効や副作用をチェックするために，薬剤師もぜひ，呼吸のモニタリングを習得してほしい．

1 測定方法

　呼吸については，呼吸数と呼吸様式をみることができる．呼吸数は，1分間あたりの呼吸数を測るが，改まって「呼吸の回数を調べます」と言うと患者自身も緊張してしまうので，話をしているときや血圧を測定するときに，前胸部や腹部の動きなどでそっと観察すると自然な呼吸回数が得られる．とはいえ，1分間測定することは一般的ではなく，通常は，20または30秒間の呼吸数をカウントし，それらを3もしくは2倍して1分間の呼吸数とすることが多い．正常値は，16〜20回/分程度である．一方，呼吸様式については，努力様呼吸（不足した呼吸量を補うために行われる呼吸）になっていないかどうかと，口すぼめ呼吸（息を吸って，口をすぼめて長く息を吐く呼吸法）の有無をチェックすることは押さえておきたい．

　呼吸は体内に酸素を取り込み，二酸化炭素を放出することが目的である．体内の酸素量は，顔面，特に口唇の血色をみることで比較的簡単に類推できる．低酸素状態では，血中のヘモグロビンが酸化状態から還元状態になるので，血液の色調は赤色から暗赤色に変化する．その結果，口唇が紫色にみえること（口唇チアノーゼ）があるので活用してほしい．

呼吸状態を確認する機器には，聴診器と経皮的動脈血酸素飽和度モニター（パルスオキシメーター，SpO_2モニター）がある（図2）．聴診器は呼吸音を聴取するために用いる．呼吸音の聴診は，薬局店頭では難しいが，在宅での訪問服薬指導時にベッドサイドで血圧を測定した後であれば可能な場合も多い．患者の了解と協力が得られれば腹側と背側を図3のように聴診していく．目印としては，男性であれば乳頭の

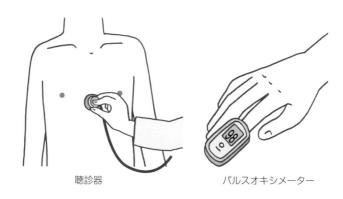

聴診器　　　　　　　　　　パルスオキシメーター

図2　呼吸状態を計測する機器

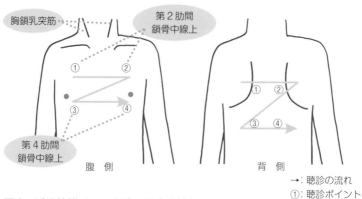

胸鎖乳突筋

第2肋間
鎖骨中線上

①　　②
③　　④

①　　②
③　　④

第4肋間
鎖骨中線上

腹側　　　　　　　　　　　背側

→：聴診の流れ
①：聴診ポイント

図3　呼吸状態チェック時の目安と流れ

ラインがおおむね第4肋間に当たるので，その2つ上である第2肋間の鎖骨の中心（鎖骨中線）あたりをポイントに，左右の呼吸音を聴取し，第4肋間も同様に鎖骨中線上で聴取する．また，肺側は，肩甲骨の内側および，背中の中心あたりを左右の順番で聴取する．

　また，動脈血の酸素飽和度（SpO$_2$）をチェックするために，新型コロナウイルス感染症の拡大もあって一気に認知度が上がったパルスオキシメーターを用いる．図2に示したように，指先に小さな測定器を装着するだけで測定できる．パルスオキシメーターは，いろいろなところで用いられているので，測定機器を見せると患者のほうからすっと指を差し出すことも多い．

2 記録の書き方

　呼吸数は，1分間あたりの数値を記載する（例：16回/分あるいは16回/min）．記載する際には，respiratory rateの頭文字をとってRRと表記することもある．

　呼吸様式については，胸式，胸腹式といった記載方法もあるが，薬剤師がチェックする場合には，らくそうに呼吸しているのか，努力様呼吸なのかを記載するとともに，前回と比べてどう変化したかを書いておくとよい．

　呼吸音については，医師はさまざまな記載方法をする．特に呼吸器の専門医とそれ以外の科の医師では，当然ながら記載する程度が異なり，難しい．薬剤師が聴取する際には，あまり難しいことを考えずに，肺の呼吸音の強弱と雑音の有無を記載することができれば，現時点ではまず問題ないだろう．そのうえで，雑音が湿っぽいのか，乾いているのかや，狭窄音の有無がチェックできれば，これらの所見は医師や看護師にとっても治療の遂行のために有用な情報となる．

3 アセスメント

　呼吸回数が正常範囲で，らくそうに呼吸ができているというのは，患者の状態が安定していることを示す非常に重要な情報である．

　呼吸回数が多い場合には，肺でのガス交換がうまくいっていない場合と，代謝異常による代謝性アシドーシスが生じて呼吸性に代償している場合などが考えられ，種々の感染症や併存疾患の鑑別を行っていく必要がある．もちろん，これらは医師の仕事なので，薬剤師としては，肺炎に対して用いられている抗菌薬の効果の発現を呼吸数や呼吸様式や後述する SpO_2 の値や体温などから類推するということになろう．

　呼吸様式については，近年増えつつある慢性閉塞性肺疾患（COPD）の患者についてトライしてみてはどうだろうか．正常な人では呼吸運動の7〜8割が横隔膜によってまかなわれるが，COPD患者では肺の過膨張によって横隔膜が伸展してしまい，呼吸運動に十分に寄与することができない．そこで，補助呼吸筋と呼ばれる頸部や上半身の筋肉を用いてなんとか呼吸運動を維持しようとする．観察しやすいのは，胸骨・鎖骨と側頭骨の乳様突起をつなぐ胸鎖乳突筋（図3）が吸気時に拡張するかどうかである．また，気道内圧を上げてガス交換効率を高めようとするために口すぼめ呼吸がみられることもある．

　自分自身の呼吸様式はいったいどのようになっているのかを日頃から観察しつつ，「息苦しそうな感じがする」と訴える場合にどういった呼吸をしているのかをチェックし，前回や前々回の状態とどう変わっているのかを含めて薬歴に記載し，医師や看護師に適宜フィードバックすることが重要になるだろう．

　呼吸状態を評価するときに出てくる「酸素飽和度（SpO_2）」は，聞き慣れない言葉かもしれないが，簡単にいえば，「100個のヘモグロビンのうち，酸素と結合している酸化ヘモグロビンはいくつあるか？」という

値である．呼吸器感染症や間質性肺炎など原因はさまざまだが，酸素が十分に体内に取り込めなくなるとSpO_2は鋭敏に低下する．もちろん，薬剤師がSpO_2を測定するのは，原因の病名が何かを考えるのではなく，感染症コントロールの成否や間質性肺炎の急性増悪の有無を薬物治療や薬剤の副作用とリンクさせて観察することが目的である．なお，SpO_2と動脈血酸素分圧（PaO_2：動脈中にどれだけ酸素が含まれているのかを示す値）の相関グラフは，図4に示すように直線ではなくS字曲線を示す．SpO_2が90％を下回るようであれば，PaO_2は急速に低下し始め低酸素状態に陥っていることが考えられるので，ただちに主治医へ連絡することが重要である．

　このように有用性が高いSpO_2測定だが，測定のためには指先までしっかりと血流が保たれていることが重要である．末梢循環不全がある患者はもちろんのこと，冬場で患者の四肢末梢が冷たい場合には，正確な値をチェックすることができないことがしばしばある．そういったときには，呼吸様式や呼吸回数，口唇チアノーゼの有無もチェックして医師へフィードバックするとよいだろう．

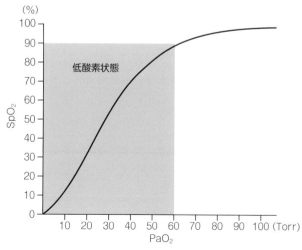

図4　標準酸素解離曲線

脈拍（心拍）

　学生時代にクラブ活動でスポーツをしていたり，健康増進のために運動をしていると，自分の脈拍を測定することに慣れている人も多いのではないだろうか．脈拍のチェックは，脈拍数と不整脈の有無をみることで，心臓の動きを間接的に知ることができる簡便かつ非常に有用な方法である．心臓へ影響を及ぼす薬剤も多いので，薬物療法の専門家として，脈拍の測定手技をぜひとも習得してほしい．

1 測定方法

　脈拍は動脈の拍動であり，頸動脈や大腿動脈，足背動脈など体表に近い動脈であれば触れることができるが，薬剤師が日常業務のなかで触れやすいのは橈骨動脈（手首の内側・親指側）であろう（図5）．ややくぼんでいる部分があるので，そこに第2〜3指を軽く当てると，脈の拍動を触れることができる．

　脈拍も1分間あたりの脈拍数を測定し，呼吸数同様，10もしくは15秒で測定した回数を6または4倍して求めることが多い．最初は少しコツがいるが，慣れれば誰でも脈を測定できるようになるので，まずは自分の脈を測定するところから始めて同僚や友人，家族などで練習するとよいだろう．

　また，パルスオキシメーターでも脈拍数が表示されるほか，脈拍に一致してビープ音（警告音）が鳴ったり，メーターの目盛りが上下することで不整脈の有無をチェックできる．

　また，通常の脈拍とは異なるが，ぜひとも習得してほしいのが足背動脈の触知である．なかでも，閉塞性動脈硬化症や，重症糖尿病で血

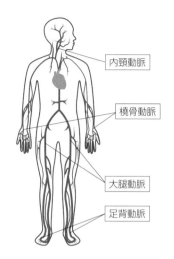
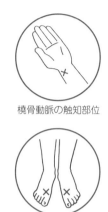

橈骨動脈の触知部位

足背動脈の触知部位

図5　代表的な動脈触知部位と脈拍測定

管障害を併発している患者は，四肢末梢（特に下腿から末梢側）の血流低下が，場合と程度によっては壊疽や壊死につながる．血小板凝集抑制薬や抗凝固薬，末梢循環動態改善薬などが処方されている患者は，四肢末梢の色調（血流低下の場合には，暗紫色になる）や冷感，痛みの有無などとともに，足背動脈が触知できるか，左右差がないかをぜひチェックしてほしい．足背動脈は，足の甲の第1～2指の間のくぼみに，橈骨動脈の触知と同様の方法で指を添えると触知できることが多い．薬局のカウンターに来る患者では難しいかもしれないが，入院中や在宅の患者については下腿浮腫の程度とともにルーチンでチェックしておくと，いろいろな評価に役立つ．足背動脈の触知も，まずは自分や家族で十分に練習してみることをおすすめする．ここでも大切なのはpractice makes perfectである．

2 記録の書き方

呼吸数と同じく，回数/分（例：68/分もしくは68/min）と記載する．pulseもしくは，heart rateの頭文字をとって，pあるいはHRと表記することが多い．また，beat per minuteの頭文字をとって表記する場合もある（例：68bpm）．数値とあわせて，脈の不整がないかどうかをチェックし，なければ「整」，あれば「不整」と記載する．

3 アセスメント

薬剤師が脈拍を触知し，脈拍数や脈不整の有無を薬歴に記録していくことには，2つの意義がある．

1つは薬剤による副作用の確認である．β刺激薬の吸入剤が用いられている気管支喘息やCOPDの患者で頻脈は起こっていないか，強心薬の投与で徐脈は起こっていないかなどは，いずれも薬剤を調剤し患者に交付した薬剤師として押さえておくべきポイントであろう．また，医師の処方ではなく，陽性変力作用とともに陰性変時作用をもつ生薬由来の強心薬（市販薬）を定期的に購入する患者も少なくない．このような薬の販売に際し，自覚症状の有無とともに脈拍を定期的にチェックし，必要であれば休薬や医療機関への受診を勧奨することは，薬剤師が果たすべき重要な役割である．

2つめは，プライマリ・ケアの一環としての患者状態の把握である．頻脈（脈拍数が100以上）や徐脈（脈拍数が50未満），不整脈といった調律異常は，甲状腺機能異常による症状の一環としてみられることもある．体重の増減や四肢・顔面の浮腫などとあわせてみることでこれらの疾患を疑うことはできるが，一般の患者がこれらの症状から甲状腺

疾患を思い浮かべることは容易ではない. 私も, 著明な体重減少, 発汗, のぼせ, 全身倦怠感, 動悸, 頻脈, 息切れという典型的な甲状腺機能亢進症症状の中年女性が, ずっと更年期障害だと信じて, 薬局で市販薬を自己判断で購入していた例を経験したことがある. 脈拍数や脈不整のチェックは, ぜひトライしていただきたい.

　なお, 極端な徐脈の場合には, 洞不全症候群 (SSS) や房室ブロック (AV block) など, 程度によっては心臓ペースメーカーの適応になる症例もあるので注意が必要である. 1分間の脈拍数が50を下回るような場合には, 自覚症状の有無にかかわらず医療機関への受診を勧めたほうがよいだろう. ただ, 若いときに陸上競技 (特に長距離走) や自転車, サッカーなど長時間動き続ける運動をしていた人は,「スポーツ心臓」といって一般の人に比べると徐脈傾向であることが多い. もちろん, こういった場合には問題がないので経過観察となる.

column 家庭用医療機器と心電図

　2000年頃から家庭用の心電計が市販されるようになった（図6）.
例えば，患者自身が両手でこの機械を握ることで，心電図の四肢
誘導（Ⅰ誘導）が簡易的に表示されたりする家庭用の医療器具であ
り，もちろん薬剤師が使用しても問題ない．さらに，今や「スマー
トウォッチ」でも心電図が測定できるようになってきた．不整脈の
有無や脈拍数をより簡便に，データとしてチェックできる時代がす
でに到来しているといえよう．ただし，これらの家庭用医療機器や
スマートウォッチは，医療機関で用いられているものとは測定の精
度が異なるため，あくまで参考値であることを念頭に置いて用いる
とよい.

　同時に，今後の医療情報の共有化に伴って，薬剤師が心電図を目
にする機会は増えていくことが予想される．抗不整脈薬や亜硝酸薬
など，心電図上の変化とリンクする薬効や副作用を有する薬剤はた
くさんある.

　例えば，頻脈を訴える患者にジギタリスやβ遮断薬などが処方さ
れている場合には，脈拍のコントロールが得られているか，はたま
た効きすぎて徐脈になっていないか，ということもチェックが必要
であろう．また，心房細動の患者にベラパミルが処方されている場
合には，その前後において洞調律がみられているか，また，徐脈や
房室ブロックといった注意すべき副作用が出現していないか，とい
うことも調剤を担当した薬剤師がフォローしておきたい部分であ
る.

　さらに，虚血性心疾患の既往のある患者に，亜硝酸薬などが処方
されている際には，ST変化をチェックしていくことも重要になる

だろう．もちろん，Ⅰ誘導の心電図では難しいが，最近では，Ⅵ誘導を測定できる心電計も市販されるようになっている．ここまで測定することができれば，心筋虚血の徴候を捉えられる可能性は飛躍的に向上すると考えられる．

　そもそも，不整脈にせよ心筋虚血にせよ，医療機関の受診中にタイミングよく症状をチェックできるケースは極めて少ない．臨床症状から医師がそれらの疾患を疑った場合には，ホルター型心電図の装着などを行うこともあるが，全例に実施しているわけでもない．

　そういった意味では，服用後のフォローに家庭用の機器を活用することで，自宅や仕事場でふとした拍子に起こっている事象を薬剤師がキャッチし，調剤した薬剤との関連を薬学的にアセスメントした後，医師にフィードバックしていくということが，これからの地域医療の現場では重要になっていくと考えられる．

　特に，リフィル処方箋やオンライン診療が普及していくなかで，循環器疾患をもつ患者の治療の質を担保するためには，心電図への理解を深めるとともに，医工学の進歩をいかに患者へ還元し，地域医療レベルの向上につなげるかという視点が，医療従事者全体に求められているのではないだろうか．

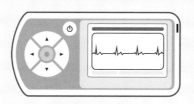

図6　家庭用心電計の例

体　温

　現在，多くの家庭で体温計が使用されている．新型コロナウイルス感染症の拡大で，家庭用体温計の需要が高まったことは記憶に新しい．体温測定は，小学校高学年になれば自分で勝手に測るようになる人のほうが多いほど，非常にポピュラーな方法である．1970〜80年代までは医療機関でも水銀式の体温計が主流であったが，1990年代から電子体温計が広まり，現在では赤外線で鼓膜温をチェックする体温計が市販されているほか，新型コロナウイルス感染症の感染拡大に伴い，非接触型の体温計も一気に普及した．体温はポピュラーなバイタルサインであるゆえに，どう測るか，何を読み取るべきか，そして，どう活用するべきかが大切である．

1 測定方法

　体温は，口腔温，腋窩温，鼓膜温，直腸温などさまざまな場所で測定するが，一般的に用いられるのは腋窩温である．鼓膜温を測定できる耳式体温計も市販されているが，測定者の技術や測定するタイミングによってばらつきがある場合も多いため，幼小児で腋窩での測定が難しく，短時間（1〜3秒）での測定が必要な場合などに用いられている（図7）．また，最近では非接触型の体温計も数多く用いられるようになった．ただ，表面温をひろってしまい，実際の体温と誤差があることも考えられることから，やはり腋窩型を用いるのがよいだろう．

　電子体温計による腋窩での体温測定の方法自体は難しいものではないが，測定の条件には一定の配慮が必要である．また，電子体温計のメカニズムも念頭に置いておくことが望ましい．測定の条件として，

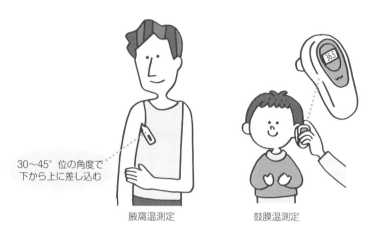

30〜45°位の角度で
下から上に差し込む

腋窩温測定　　　　　　　鼓膜温測定

図7　日常で用いる代表的な体温測定方法

以下の5つが挙げられる.

　①入浴後，食後，運動後など，体温が上昇しやすい状況は避ける

　　（乳幼児の場合，泣いているときは上昇しやすくなるので避ける）

　②測定前には，10分程度の安静を保つ

　③汗をかいている場合には十分にぬぐっておく

　④体温計は，下から突き上げるように腋窩に差し込み測定する

　⑤測定中は，反対側の手で上腕部を押さえる

　これらの条件が満たされていないと，正確な体温は得られにくい.
ほかのバイタルサインと同様，正確なデータでなければ使えないばか
りか，場合によっては誤った判断を下す原因にもなりかねない.体温
測定についても，正しい手技を学び，身につけていただきたい.

　電子体温計は，最初の60〜90秒の温度上昇の度合いを，体温計内
に記憶させているさまざまな体温の上昇パターンとすりあわせ，その
予測温を算定し表示するものである.ビープ音が鳴ったあとにも測定
を続けると，徐々にその予測値は実測値に近づく.おおむね10分程度

で体温計の計測温はプラトーに達する．

　また，日常的に熱の有無を確認するときには，手のひらを前額部に当てたり，額と額をつき合わせたりすることが多いが，これは，非常にシンプルかつ直感的で有用な方法である．また，発熱により血管が拡張し，顔面の紅潮などが現れることも多い．病院で看護師が最初の発熱に気がつくのは，「ケアの際，身体に触れたら熱かったので体温を測ってみた」「顔が赤かったので熱を測ってみた」ということが非常に多い．薬剤師も，患者の顔面の紅潮などに気づいた際には，体温測定を実施してみるとよいだろう．

2 記録の書き方

　体温は，当然のことながら摂氏での温度を用いる．記録の際はbody temperatureの頭文字をとって，BTと表記することが多い．また，ドイツ語のKörpertemperaturの頭文字でKTと表記する場合もある（例BT：37.0℃，KT：37.0℃）．

3 アセスメント

　体温の正常値としては36.0〜36.5℃ぐらいが多いが，個人差がある．高齢者や若い女性などでは，平熱が35℃台という人も少なくない．当然のことながら，同じ37℃という体温であっても，平熱が35.5℃の人と，36.8℃の人では臨床的意義は異なる．私は問診の際，基本的に患者の平熱を聴取するようにしている．

　体温は，感染症や炎症の評価のため，非常に簡便かつ鋭敏な指標として用いられる．例えば咽頭痛と鼻汁を主訴とした患者の場合には，

体温の上昇がどの程度かで上気道の炎症の度合いを計ることができる．また，高齢者の誤嚥性肺炎の場合，最初の症状は発熱であることが圧倒的に多い．朝食時にむせて，そのときは何となくことなきを得た感じがあったけれども，夕食前に熱が出てきた，といった症例は比較的よく経験する．在宅や介護施設で過ごされている高齢者の尿路感染症や呼吸器感染症，感染性腸炎の有無や，抗菌薬による治療の成果などは，採血よりも尿の性状や咳や痰の有無，便通の状態などの臨床症状とあわせて，体温の上昇・下降でみることが一般的である．

　夏場には熱中症による高体温に注意が必要だが，日常診療のなかで比較的多く経験するのが，脱水による症状のひとつである微熱の持続である．高齢者で微熱がうじうじと出続けるような場合には，尿量減少や尿の濃縮がないかをチェックし，もしこれらの症状がみられるようであれば，水分摂取を促すと，脱水の改善とともに微熱も軽快することが多い．

　また，ほかのバイタルサインと同様に，1回の体温だけでなくトレンドでみていくことが重要である．同じ37℃でも，前日の体温が38℃であった場合と，36℃であった場合には，おのずと数値のもつ臨床的意味合いが異なってくる．よく考えてみれば当然のことではあるが，バイタルサインを扱うときの基本的な考え方になるので，念頭に置いていただきたい．いずれにしても，体温測定は簡便さに比較して得られる情報が極めて多いので，薬剤師が薬の効果をみていくために，非常に有用な指標である．ぜひ，手技を習得するとともに，評価方法についても知識を深めてほしい．

意　識

　意識とは，脳の働きが正常であり，視覚，聴覚，触覚，味覚，嗅覚の五感に対する刺激をきちんと感じることができる状態を指す．意識があるのか，ないのか，もしくはぼんやりしているのか，ということは，患者の状態を知るうえで非常に重要である．薬局店頭で意識がもうろうとしている患者に出遭うことはまれであるが，病棟や在宅・介護施設などでは決して珍しくない．バイタルサインのひとつとしての意識レベルとその評価について解説する．

1 測定方法

　意識があるかどうかの一番の見分け方は，開眼（覚醒）しているか，そして閉眼している場合には，呼びかけに反応して開眼するかということである．もし呼びかけに反応しない場合には，強く呼びかけたり，前胸部をつねって痛み刺激を加えたりして開眼するかどうかをチェックする．開眼した場合には，会話ができるかどうか，会話ができる場合には，つじつまが合うことを話せるのかどうかがポイントになる．いずれも，特別な器具は必要なく，患者への呼びかけや問いかけを行うことで情報を収集・評価することができる．

　意識レベルを客観的に評価するために，いくつかの基準が定められているが，わが国で普及しているのが，グラスゴー・コーマ・スケール（GCS）（表2）と，ジャパン・コーマ・スケール（JCS）（表3）である．GCSでは，意識を「開眼しているか？」「言葉できちんと意思疎通ができるか？」「四肢は動くか？」という3つの基準に分けて評価している．一方，JCSでは，「覚醒しているか？」「呼びかけたり刺激を加えたりす

表2　グラスゴー・コーマ・スケール（GCS）

開眼機能 (Eye opening：E)	4点	自発的に，またはふつうの呼びかけで開眼
	3点	強く呼びかけると開眼
	2点	痛み刺激で開眼
	1点	痛み刺激でも開眼しない
言語機能 (Verbal response：V)	5点	見当識が保たれている
	4点	会話は成立するが見当識が混乱
	3点	発語はみられるが会話は成立しない
	2点	意味のない発声
	1点	発語みられず
運動機能 (Motor response：M)	6点	命令に従って四肢を動かす
	5点	痛み刺激に対して手で払いのける
	4点	指への痛み刺激に対して四肢を引っ込める
	3点	痛み刺激に対して緩徐な屈曲運動
	2点	痛み刺激に対して緩徐な伸展運動
	1点	運動みられず

表3　ジャパン・コーマ・スケール（JCS）

Ⅰ．覚醒している （1桁の点数で表現）	0	意識清明
	1（Ⅰ-1）	見当識は保たれているが意識清明ではない
	2（Ⅰ-2）	見当識障害がある
	3（Ⅰ-3）	自分の名前・生年月日がいえない
Ⅱ．刺激に応じて 一時的に覚醒する （2桁の点数で表現）	10（Ⅱ-1）	普通の呼びかけで開眼する
	20（Ⅱ-2）	大声で呼びかけたり，強く揺するなどで開眼する
	30（Ⅱ-3）	痛み刺激を加えつつ，呼びかけを続けると辛うじて開眼する
Ⅲ．刺激しても覚醒 しない （3桁の点数で表現）	100（Ⅲ-1）	痛みに対して払いのけるなどの動作をする
	200（Ⅲ-2）	痛み刺激で手足を動かしたり，顔をしかめたりする
	300（Ⅲ-3）	痛み刺激に対しまったく反応しない

ると一時的に覚醒するか？」「刺激しても覚醒しないか？」という3つの基準に分けて評価する．どちらもわかりやすく，広く認知されている基準だが，どちらかといえばわが国ではJCSが用いられることが多いような印象がある．

2 記録の書き方

意識レベルに問題がないときには,「GCS：15（E4，V5，M6の各数値の合計点を表す）」とか,「JCS：0」と書くことになるが,「意識：清明」「意識：クリア」「Consciousness：clear」などと表記することも多い.一方,意識レベルに問題があるときには,「GCS：8（E3，V3，M2）」とか,「JCS：20」のように表記する.

医師や看護師がカルテや看護記録へ記載する場合には,この意識レベルの表記を冒頭に記載し,その後,呼吸,循環の順にバイタルサインを表記することが多いので,薬剤師が薬歴に記載する際にも参考にしていただきたい.

3 アセスメント

薬剤師による意識レベルの活用については,2つの用い方がある.

1つは,原疾患の治療に応じてみられる意識レベルの変化を評価し,記録していく手段としての活用である.例えば,肝性脳症や糖尿病性ケトアシドーシスに対する治療効果は,血液検査データに加えて,意識レベルの改善や増悪によって評価することができる.脳血管障害やてんかん発作でも同様である.薬物治療の効果確認として,薬剤師も客観的な評価基準を習得し,意識レベルに関する情報を考えうる薬学的な背景とともに,医療チームへフィードバックすることが重要である.

もう1つの使い方は,プライマリ・ケアの一環としての意識レベルの評価である.通常は意識レベルの低下を起こすはずのない患者が,病棟に訪室したときや,在宅・介護施設へ訪問したときに意識がもうろ

うとしている状態であったとすれば，薬剤師は速やかに第一発見者として的確な行動を起こすことが求められる．もちろん，最初の行動は，大きな声を上げて周囲に知らせ，応援を要請することであるが，その際に「○○さん，何か変なんです！」と医師や看護師に連絡するのではなく，「○○さん，意識レベルが低下しています．JCS100です！」と客観的な指標とともに医療チームに情報を伝達することが医療従事者としての責務であろう．

また，JCSが200以上，すなわち痛みや刺激に対して合目的な四肢の動きがみられないときには意識がないと判断し，心肺蘇生を開始する必要がある．最近では，病棟内だけでなく，いろいろなところに自動体外式除細動装置（AED）が設置されており，医療従事者だけでなく，一般の人も心臓マッサージやAEDによって心肺蘇生を行うことが可能になっている．

読者のなかでも，職場で一次救命処置（BLS）講習会を受講した方は多いのではないだろうか．ぜひ，病院や職場以外でも，意識を失って倒れたような状況に居合わせた場合には，バイスタンダーCPR*を積極的に行っていただきたい．そのためにも，意識レベルの評価法の理解と習得は非常に重要である．

＊バイスタンダー CPR：救急現場に居合わせた人が心肺蘇生法（CPR）を行うこと

尿　量

　尿は非常に多くの情報を伝えてくれる．尿検査用の試験紙があれば，簡易的ではあるが，患者に負担をかけずに尿糖や尿潜血，尿タンパクや尿pHなどをチェックできる．また，排尿回数や夜間の覚醒の頻度は，処方薬の効果を判定する際に重要であり，本人のQOLを維持するためにもチェックしておきたい項目である．さらに，尿の色調や混濁の有無なども脱水や感染の判断をするときに有力な指標となる．それに加えて，尿量のモニタリングは，患者の状態を知るうえで非常に有用である．ここではバイタルサインとしての尿量の計測やモニタリング，その評価について解説する．

1 測定方法

　患者の日常生活動作（ADL）の度合いによって，尿器を用いてベッド上で採尿したり，ベッドサイドの簡易式トイレで採尿したり，病棟内のトイレで尿計測用の機械を用いたりと，さまざまな方法で採尿を行う．幼小児や，要介護高齢者の場合には，おむつの重さをあらかじめ計測しておいた後，おむつ交換のときに再度重さを計測し，増加分を尿量としてカウントすることが一般的である．

　医療機関では，手術直後や集中治療室（ICU）などで，厳密な全身管理が必要な場合には，時間尿量をチェックするためにバルーンカテーテル（図8）を留置している．また，在宅での療養において，前立腺肥大に伴う排尿障害がある患者や，尿路感染を繰り返す患者などには，長期にわたりバルーンカテーテルが留置されることが多い．バルーンカテーテルは，シリコンなど柔らかい素材でできており，先端には尿

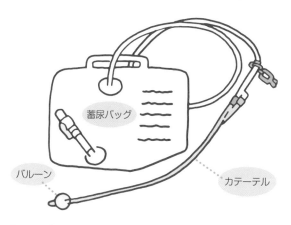

図8　バルーンカテーテル

　を排出するための孔が2ヵ所ほど開けられている．その手前に，バルーン（風船）があり，手前の注入口から滅菌蒸留水を規定量（10mLの場合が多い）注入しふくらませたあと，バルーンが膀胱壁に当たるまで引き抜いて，バルーンカテーテルが抜けないように固定する．現在，薬剤師が尿道カテーテルを留置することは想定されていないが，このような医療器具や医療機器の概要や使い方を理解しておくことは，患者の状態把握のために非常に有用なので，ぜひ学んでいただきたい．

　薬剤師が直接尿量を計ることはまれだと思われるが，計測方法を知っておくことは，医療チーム内での会話を理解したり患者や家族に適切な説明をしたりするうえでは重要なことといえるだろう．

2 記録の書き方

　時間尿量を書くときには，「60mL／時」または「60mL／hr」のように記載する．尿はドイツ語でHarn（ハルン）というので，Hrと表記するこ

とも多い．1日尿量を記載するときには，「尿量：1,200mL／日」「Hr：1,200mL／day」というように記載する．

　あわせて尿の性状を記載する場合もある．尿の性状は，通常は淡黄色透明であるが，黄疸に伴うビリルビン尿や尿路感染症による白濁，腎結石や尿路系悪性腫瘍による血尿などさまざまあり，これらの異常がみられた場合には，必ずその旨を尿量とともに記載しておく．

3 アセスメント

　尿は血液を腎臓で濾過することで生成される．腎動脈は腹部大動脈からの直接の分枝である．このような，いわば「特等席」ともいえる場所に腎臓が位置しているのは，多くの血液を濾過する必要があり，腎臓が体液量の調節をするために非常に重要な役割を果たしていることの証左と考えられる．

　尿量は，1時間に体重（mL）程度が標準的とされる．体重60kgの人であれば，時間尿量は，60mLが標準値ということになる．腎機能に問題がない患者の場合，時間尿量は腎血流量を反映すると考えられ，心拍出量の鋭敏な指標にもなるので，ICUや高度治療室（HCU）など患者の全身管理を厳格に行いたい場合に医師や看護師がもっとも重視している項目である．

　1日尿量でいうと，体重や経口摂取量によってもばらつきはあるが，おおむね成人では1,000〜1,500mLが標準的であると考えられる．一般病室に入院している患者や，在宅・介護施設の患者については，食事や飲水量と1日尿量をチェックし，四肢（特に下肢）や顔面，眼瞼の浮腫，体重を参考にして，全身のトータルでの水分量バランスをとっていくのが通例である．500mL／日を下回るような状態を乏尿，100mL／日以下になった状態を無尿と称する．逆に3,000mL／日を上回るような

状態を多尿と呼ぶ.

　乏尿・無尿の原因は，以下の3つのパターンに分けて考える.

①腎前性乏尿：腎動脈の血流が十分に確保できず，濾過する血液量が少ないために，結果的に生成される尿量が少なくなる状態. 脱水や低血圧，ショック状態などでの乏尿，無尿がこれにあたる.

②腎性乏尿：腎動脈の血流は十分保たれているが，濾過装置である腎臓の機能低下によって，尿が十分に生成されない状態. 腎不全が代表的な疾患である.

③腎後性乏尿：腎動脈の血流は保たれており，腎機能も正常で尿も十分に生成されているが，腎臓以後の尿路に閉塞や狭窄があって，尿が体外へ排泄されない状態. 腎結石や膀胱結石，尿管や膀胱のがん，男性であれば前立腺肥大などによる物理的な圧迫や狭窄，閉塞が原因である.

一方，多尿では，以下のような状態が考えられる.

①心因性多飲：水分の経口摂取量が多いために，結果的に尿量が増加してしまう状態. 器質的な疾患は存在しない.

②中枢性尿崩症：脳下垂体から分泌される抗利尿ホルモン（ADH）の分泌不全により尿量が増加する.

③腎性尿崩症：ADHは正常どおり分泌されているが，そのシグナルを受け取る腎臓が傷害を受け，ADHの作用が発揮できず尿量が増加する.

④浸透圧利尿：尿の浸透圧が高いために，それらを薄めようとして多量の水分が腎臓から尿として排泄される. 糖尿病のときの多尿が代表的な例である.

　このような症状を薬剤師が判断する必要はない. 薬効の出現や副作用発現をチェックするとともに，プライマリ・ケアのひとつとして，尿量にも注目し，患者の状態に目を配っておくことが重要である. 前述したように尿量を細かくチェックできなくても，「尿が多い・少ない」

という訴えから患者状態を推論し，治療に役立つ情報をフィードバックできることもある．

　例えば，「尿量が少ない」という情報から，腎機能の低下や脱水が存在している可能性を推察できるだろう．また，「毎晩，1〜2回トイレに起きるので寝不足で……」という夜間頻尿の訴えからは，神経因性膀胱の存在も疑うことができる．これらの疾病を診断するのは医師の仕事だが，処方された薬の効果や副作用を正確に判定できるのは，薬剤師である．薬剤師が尿を観察し判断することで薬物治療の質を向上させることが可能になる．

5 バイタルサインの変化からみる薬の副作用

循環器系薬の副作用

　バイタルサインの代表でもある血圧や脈拍は，いろいろな薬剤によって影響を受け，副作用として異変が現れる．これらのバイタルサインは，自動血圧計や脈拍の触知など基本的な手技で知ることができるものなので，活用してほしい．

1 血　圧

　血圧については，「高血圧治療ガイドライン2019」に則り130/80mmHgを目安にする．糖尿病や脂質代謝異常，喫煙など動脈硬化のリスクファクターが多い場合にはもう少し低めに，そして高齢

者であれば，もう少し高めでも良いというコンセンサスが得られつつ
ある．各種学会のガイドラインや成書も参考に対応する．

　一方，血圧に限らずバイタルサインは，受診時の測定値だけで判断
せず，トレンドを理解したうえで，今日の状態を観察することが重要
である．近年，多くの患者が用いるようになった血圧手帳などに記載
された自己測定の血圧および，薬剤師自身が採集した今までの血圧と
の比較検討が必要である．

■ 血圧が高い場合

　血圧が上昇するのは，循環血液量の増加，交感神経刺激による末梢
血管抵抗の上昇や心拍出量の増大が原因である．これらの状態は薬剤
によっても引き起こされる（薬剤誘発性高血圧）．代表的なものを表1
に示す．

表1　血圧を上昇させる薬剤

主な薬剤	血圧上昇の原因
非ステロイド性抗炎症薬 （NSAIDs）	水・ナトリウムの貯留，血管拡張抑制. 相互作用による降圧薬（利尿薬，カルシウム拮抗薬， ACE阻害薬，ARB）の作用減弱.
グリチルリチン（甘草）	内因性ステロイド増加による水・ナトリウムの貯留.
シクロスポリン，タクロリムス	腎血流低下.
エリスロポエチン	血液粘稠度増加，末梢血管抵抗の増加.
副腎皮質ステロイド （中等量・長期投与）	未解明（レニン基質増加によるアンジオテンシンⅡ産生 増加などの可能性）.
三環系抗うつ薬，四環系抗うつ薬	交感神経末端でのカテコラミン再取り込み抑制による交 感神経刺激.

■ 血圧が低い場合

　安静時に血圧が低い場合もあるが，臨床で比較的よく経験するのは，
立位をとったときに血圧が低下し，めまいやふらつきなども伴う起立

性低血圧である．起立性低血圧は，循環血液量の減少や自律神経失調によって起こるケースが多い．薬剤師が疑うべき薬剤には表2のようなものが考えられる．

表2　血圧を低下させる薬剤

主な薬剤	血圧低下の原因
利尿薬	利尿作用による循環血液量の低下．
降圧薬	血管の拡張による循環血液量の相対的な不足．
亜硝酸薬	

　利尿作用のある薬剤は，作用機序にかかわらず，結果的に循環血液量の低下を招き，血圧低下の原因となるため注意を要する．高齢者では，腎機能低下による心負荷軽減の目的のほか，ADL低下や栄養状態低下に伴う下腿浮腫軽減（夜間の下肢挙上で改善する場合の病的意義は，それほど大きくないと考えられる）を目的に，利尿薬を投与するケースにしばしば遭遇する．

　降圧薬は当然ながら作用機序にかかわらず血圧を低下させる．血管の拡張により循環血液量が相対的に不足するためである．使用にあたっては低血圧に十分注意する．高齢者は起立性低血圧や食事性低血圧による低血圧の頻度が高い，水分摂取量の減少による血圧低下の程度が高いなどの特徴がある．そのため降圧薬により血圧を管理する際，青年・壮年層とは多少事情が異なる．また，高齢者でも適正かつ厳格な血圧コントロールは心・脳血管疾患の軽減のためには不可欠だが，極端な降圧は自覚症状の増悪を招く場合がある．「高血圧治療ガイドライン2019」では，75歳以上の血圧コントロールの目標値は140/90 mmHg未満とされている．

　表2に示した薬剤以外に，向精神薬・抗うつ薬・睡眠薬や，パーキンソン病薬でも低血圧がみられることがある．

2 脈 拍

■ 頻 脈

　脈が速い場合は，循環血液量の減少か，交感神経の刺激を念頭に置いて考える．前者では，利尿薬（絶対的な循環血液量の減少）や降圧薬・亜硝酸薬（血管拡張による相対的な循環血液量の減少）の使用によるものが考えられる．後者では，昇圧薬のほか，β刺激薬である気管支拡張薬によるものが考えられる．

■ 徐 脈

　脈拍が遅い場合には，交感神経遮断薬および，陰性変時作用をもつジギタリス製剤の影響を念頭におく．なお，投薬内容で薬剤性のものが考えづらい場合には，加齢による自律神経失調の症状の場合が多いが，なかには，洞不全症候群や房室ブロックなど心疾患が隠れている場合もあり，病態によっては心臓ペースメーカーによる治療が必要な症例があるので注意する．一般に，脈拍が40回/分以下で，確たる薬剤性の副作用が考えられない場合には，専門医への紹介が望ましい．

■ 不整脈

　不整脈は，さまざまな要因で起こるが，抗不整脈薬の多くは催不整脈作用があるので注意する．また，ジギタリス製剤や三環系抗うつ薬などの向精神薬の副作用として不整脈がみられる．なお，不整脈も徐脈と同様に薬剤性の副作用が考えづらい場合には，専門医への紹介が望ましい．

3 排尿状態

■ 多尿・頻尿

　尿量は飲水量によっても異なるが，おおむね1,000〜1,500mL／日程度を目安とし，2,000mL／日を超えると多尿と判断する．また，尿の回数は個人差や生活習慣で差はあるが，5〜8回程度（夜間尿は0〜2回程度）が標準であり，これを超えて患者が不満を訴える場合を頻尿として判断する．

　多尿の場合や，頻尿でも1回尿量が保たれている（150〜200mL／回）場合には，まず利尿薬の用量が適当かどうかの評価が重要である．そのほか，ステロイドが原因で高血糖に伴う浸透圧利尿が引き起こされている可能性や，向精神薬（リチウム製剤）による腎性尿崩症にも注意が必要である．

　1回尿量が少なかったり，残尿感があったりして頻尿をきたしているようであれば，抗ヒスタミン薬の影響がみられていないかをチェックする．また，小柴胡湯や柴胡桂枝湯などの漢方薬で，頻尿をきたすことがあると報告されている．

　高齢者が多尿を訴える場合，飲水量や回数が極端に多いことをしばしば経験する．昨今，「脳梗塞予防のために」「血液さらさらのために」ということで，機会があるごとに飲水を勧める風潮が原因のひとつであると考えている．尿の回数が多くても，1回尿量が保たれているようであれば，飲水量をチェックし全体のin-outバランス（水分の摂取量と排尿量のバランス）を考えて判断するとよい．尿量は，病院だと蓄尿すればかなり正確にチェックすることができるが，介護施設や居宅では尿瓶を用いた概算でざっくり判断することが多い．おむつを用いている症例では，おむつの乾燥重量を計測しておき，それを差し引いた重量の増加分を尿量と考えて概算する．

基本的には，食事での水分摂取量という条件と，便の水分や不感蒸泄（体から蒸散していく水分の量）という条件を考慮する必要があるが，おおむね飲水量と排尿量が極端にアンバランスにならない程度が好ましい．なお，身体全体の水分バランスとしては，体重を目安（体重増加なら水分オーバー，体重減少なら水分が減っていると判断）とするほかに，皮膚や舌・口腔内の湿潤・乾燥の程度を参考にして判断する．

■ 乏尿・無尿

乏尿とは尿量が500mL／日以下の場合，無尿とは尿量が100mL／日以下の場合を指す．尿が少ないときには，腎前性，腎性，腎後性の3つの可能性を考える必要がある．

①腎前性の場合：脱水や出血による循環血液量の低下が考えられる．薬剤との直接的な関係は考えにくいが，利尿薬の継続投与の有無はチェックしておく．

②腎性の場合：いわゆる腎障害をきたす薬剤について注意が必要である．腎障害を起こす薬は非常に多い．主なものを表3に挙げる．乏尿のほか，手足の浮腫，血液検査での尿素窒素（BUN）やクレアチニン（Crn）の上昇などでチェックしていく．

③腎後性の場合：神経因性膀胱や男性では前立腺肥大，尿路結石および出血に伴う凝固血液による尿路閉塞など，さまざまな理由が考えられる．基本的にはプロピベリンやオキシブチニンなどの過活動膀胱に対して用いられる薬剤や，前立腺肥大症に禁忌となっている抗うつ薬や抗ヒスタミン薬など抗コリン作用をもつ薬剤の副作用の可能性をチェックする．また，アセタゾラミドは多量のビタミンCとの併用で尿路結石を生じる可能性があるので注意する．

表3　腎障害を引き起こす薬剤

分　類	主な薬剤
抗がん薬	シスプラチン，メトトレキサート，マイトマイシンC
分子標的薬	ゲフィチニブ
抗リウマチ薬	ペニシラミン，ブシラミン，金製剤
造影剤	ヨード系，ガドリニウム系
抗菌薬	アミノグリコシド系，ニューキノロン系，セフェム系，バンコマイシン
免疫抑制薬	シクロスポリン，タクロリムス
鎮痛薬	ジクロフェナク，コデイン，モルヒネ

　なお，腎臓からの尿生成は正常で，膀胱まで問題なく流れてくるものの，前立腺肥大や前立腺がんにより下部尿路が物理的に閉塞して起こる無尿状態を，尿閉として区別している．

呼吸器系薬の副作用

　薬剤が呼吸器系へ及ぼす影響として代表的なものは気管支攣縮，急性呼吸窮迫症候群と薬剤性間質性肺炎である．

1 気管支攣縮

　気管支攣縮の場合には，呼吸苦の出現，呼吸数の増加とともに，呼吸音の聴診にて呼気終末笛声音（ヒュー，ピーといった，いわゆる喘息発作時の音）が聴取される．症状が強い場合には，胸鎖乳突筋などの補助呼吸筋を使った努力性呼吸，および呼気終末の気道内圧を上げるために口をすぼめ頬をふくらませながら呼吸する「口すぼめ呼吸」がみられることがある．さらに酸素化が障害されるようになると経皮的動脈血酸素飽和度（SpO_2）が低下し，場合によっては口唇が紫になるチアノーゼがみられる．気管支攣縮を起こす薬剤としては，NSAIDsやβ_2遮断薬が代表的である．

2 急性呼吸窮迫症候群

　急性呼吸窮迫症候群（ARDS）は，急速に呼吸状態が悪化し，呼吸苦の出現，呼吸数の増加とともに，SpO_2の低下，チアノーゼが観察される．
　原因となる薬剤としては，抗菌薬のシプロフロキサシンやNSAIDsのメロキシカム，またメトトレキサート，ゲムシタビン，ビンデシン，ドセタキセル，パクリタキセルなどの抗がん薬，ゲフィチニブ，リツキシマブなどの分子標的薬など多岐にわたる．

3 薬剤性間質性肺炎

　薬剤性間質性肺炎の場合にも，呼吸苦の出現，呼吸数の増加がみられる．呼吸音の聴診では，捻髪音と呼ばれる髪の束を捻るときのようなプチプチといった音が聴取できる．同時に，酸素化が障害されてくるのでSpO_2の低下やチアノーゼがみられる．なお，胸部レントゲン写真では，「すりガラス状陰影」と呼ばれる特徴的な影がみられるが，その所見がみられる前に，呼吸状態の変化に気をつけていれば発見できることが多く，胸部レントゲン写真は，画像的な確定診断の材料として用いられているケースが一般的である．

　これらの情報は，電子カルテが導入された病院内では，すでに薬剤師にとっても馴染みのあるものになりつつあるが，薬局においては，原則タッチできないものであった．しかし，昨今，医療情報の電子化や情報共有ネットワークの発達によって，患者自身が自分の血液検査結果やレントゲン・CT画像をスマートフォンに保存していたり，薬剤師が薬局の端末から患者のカルテ情報をみる時代が到来しつつあることを実感する．もし環境が整えば，臨床症状やバイタルサインに加えて，血液検査の結果や種々の画像を薬剤師がチェックし，薬学的アセスメントを医師にフィードバックすることにトライしてほしい．

　薬剤性間質性肺炎を起こす薬は，ゲフィチニブ，イマチニブなどの分子標的薬，ブレオマイシン，マイトマイシンCなどの抗がん薬，小柴胡湯，柴苓湯，黄連解毒湯などの漢方薬，金製剤やメトトレキサートなどの抗リウマチ薬などが代表的である．

　なお，間質性肺炎は，症状が急速に進行し，生命にかかわる状態を引き起こすケースがあるので，症状の早期発見と早期治療（該当薬剤の中止と，病状に応じてステロイドパルス療法など）が必要である．

消化器系薬の副作用

　薬剤が消化器系に与える影響は大きい．患者の問診の糸口として，食事，睡眠，便通といった項目から話を進めることが多いが，その際に服用中の薬を念頭に置くことが重要である．また，患者が下部消化器の異常を訴えた際には聴診器を用いて腸音を聴取することで，ある程度の病態を推定することができる．

1 食欲不振，胃のもたれ，心窩部痛

　何となく食欲がない，胃もたれやみぞおちの痛み（心窩部痛）といった症状がみられる場合には，胃粘膜障害を考える．胃粘膜障害が進むと，嘔吐物に黒いコーヒー残渣様のものがまじったり，黒色便（タール便）がみられたりすることがあるが，比較的初期には，食欲不振の結果としての体重減少がある．全身の水分バランスとも連動するが，持続する体重減少に加え食欲不振がある場合には，胃粘膜障害を起こしやすい薬剤の使用による可能性を考える．胃粘膜障害をきたしやすい薬剤を表4に示す．

表4　胃粘膜障害を引き起こす薬剤

分　類	主な薬剤
ステロイド	プレドニゾロン，デキサメタゾン
NSAIDs	ロキソプロフェン，ジクロフェナク
抗がん薬	ゲムシタビン，オキサリプラチン
分子標的薬	ゲフィチニブ，イマチニブ
認知症治療薬	ドネペジル
骨粗鬆症薬	アレンドロン酸

2 便　秘

　便通は1〜2日に1回程度が標準的だが，個人差がある．定期的に排便があり，腹部膨満感など不快な症状がない場合（特に高齢者では，3〜4日おきというケースも少なくない）には正常範囲内として判断している．便秘は，腸蠕動運動の低下やそれに伴って直腸・肛門付近で便が石のように固くなることが主な原因である．また，これらの症状が続くと，腸閉塞をきたすケースがある．

　薬剤としては，まずは，ロペラミドなどの止瀉薬が処方されていないかをチェックした後，聴診器でグル音（腸の蠕動音）の程度，腹部の膨満の程度，ガスの貯留具合を確認しつつ，薬剤性の可能性をチェックする．便秘の場合には，腸蠕動が低下している症例が多く，グル音はほとんど聴取されない．硬便や，まれではあるが腫瘍やポリープによって通過障害がある場合，腹部手術後に腸の癒着があり通過障害がある場合には，腸閉塞をきたすことがある．この場合には，強度の便秘とともに，嘔気や嘔吐がみられるケースがある．聴診器による腸音の聴診では，むしろ通過不良部分を通そうとして，ほかの部位の腸の蠕動運動は亢進していることがある．腸閉塞には，噴水様の嘔吐がみられたり，嘔吐物に便臭が認められたりといった特徴的な所見があるので，そのような場合には，早急に医師の診察を受け，腹部レントゲンによる鏡面像（ニボー像）の有無をチェックする必要がある．

　便秘をきたしやすい代表的な薬を表5に挙げる．ほかにも，上部消化管造影検査で用いられる硫酸バリウムが腸内に残留すると，便秘や腸閉塞の原因となるため注意が必要である（上部消化管造影検査後は，緩下薬が処方されるのが一般的である）．

　治療は，腹部を温めたり，グリセリン浣腸を使用するほかに，パントテン酸やネオスチグミンの投与が行われる．万一，腸閉塞になった

場合には，絶飲食と輸液で経過をみるが，難しければ経鼻的にイレウスチューブと呼ばれる管を消化管に挿入し，腸内内容物のドレナージを行う．このような保存的治療で改善がみられない場合には，外科的治療の適応となる．

表5　便秘を引き起こす薬剤

分　類	主な薬剤
抗コリン薬	オキシブチニン，アトロピン，スコポラミン
オピオイド	モルヒネ，フェンタニル，コデイン
抗がん薬	フルオロウラシル，メトトレキサート，ビノレルビン，カルボプラチン
分子標的薬	ゲフィチニブ，イマチニブ
α-グルコシダーゼ阻害薬	アカルボース，ボグリボース
抗コリン作用をもつパーキンソン病薬	トリヘキシフェニジル，ビペリデン

3 下　痢

　下痢は消化管粘膜の障害のほか，蠕動運動の亢進や腸内細菌叢の変化によっても起こりうる．下痢の際には，性状，回数をチェックしておく．性状には軟便気味，泥状便，水様便などさまざまあるが，単に「下痢」としか表現しない患者も多い．

　また，血液が混ざっているのかどうかも重要なチェック項目である．聴診では，通常，蠕動運動が亢進し，比較的高いグル音がひっきりなしに聞こえる（いわゆるお腹がグルグル鳴る状態）ことが多い．

■ 消化管粘膜の障害

　消化管粘膜が障害を受ける代表的な薬剤は抗がん薬である．フルオロウラシル系薬に加えて，シスプラチン，メトトレキサートなどが挙げられる．

■ 蠕動運動の亢進

交感神経遮断作用をもつレセルピン，メチルドパに加え，副交感神経刺激薬であるネオスチグミンなどの影響が考えられる．また，酸化マグネシウムやセンノサイドなどの緩下薬が原因となっていることがある．

■ 腸内細菌叢の変化

抗菌薬投与によって，腸内細菌叢のバランスが崩れた結果，下痢をきたすことがある．リンコマイシン，クリンダマイシン，β-ラクタム系薬による報告が多い．治療は抗菌薬投与を中止し，整腸薬を投与する．なお，血便をきたす場合には，腸内細菌叢の変化により異常増殖したクロストリジウム・ディフィシル（*Clostridium difficile*）が原因で起こる偽膜性腸炎を疑う．

これら下痢症状の治療としては，原因薬剤の中止および輸液による水分量・電解質の補正とともに，整腸薬投与で経過を観察することが共通である．ただし，偽膜性腸炎については，メトロニダゾールやバンコマイシン投与を考慮する．

薬剤性肝障害

　薬剤の多くは肝臓で代謝を受けるため，薬剤性肝障害は一般的な副作用である．初期症状は，倦怠感や微熱が多い．原因不明のだるさや微熱が認められるときには，薬剤性肝障害を念頭に置いて血液検査を行い，ASTやALT，ALPなどの肝臓・胆道系の酵素をチェックする必要がある．また，瘙痒感を訴えるケースも多いので注意されたい．

　肝障害がある程度進行すると黄疸が出現する．黄疸は血中の総ビリルビン（T-Bil）値が3.0mg / dLを超えると，眼球結膜（いわゆる「白目」の部分）の黄染で発見できる．そのほか，手のひらや顔面の皮膚黄染にて観察できる．

　肝障害のパターンは薬剤によって異なり，肝細胞障害型と，胆汁うっ滞型に分けられる（表6）．なお，治療は，原因薬剤の中止と肝庇護薬の投与，安静である．

表6　肝障害を引き起こす薬剤

肝障害	主な薬剤
肝細胞障害型肝障害 （肝臓の脂肪化による障害）	メトトレキサート，ステロイド，タモキシフェン，テトラサイクリン系
肝細胞障害型肝障害 （肝細胞の直接的な障害）	アセトアミノフェン，フェニトイン
胆汁うっ滞型肝障害	シクロスポリン，ワルファリン，アロプリノール，シメチジン
肝細胞障害型・ 胆汁うっ滞型の混合型	抗菌薬：レボフロキサシン，シプロフロキサシン
	抗真菌薬：イトラコナゾール
	抗がん薬：テガフール・ウラシル
	脂質異常症薬：フルバスタチン，アトルバスタチン，フェノフィブラート
	NSAIDs：ジクロフェナク，ロキソプロフェン

筋・神経系薬の副作用

筋・神経系も薬剤の影響を受けやすい部位である．バイタルサインの適正な評価によって，早期の副作用発見が可能になる．

1 筋肉への影響

薬剤による筋肉への影響は，いわゆる「薬剤性パーキンソン症状」として現れる．具体的には，動作が遅くなる，表情が少なくなる（仮面様顔貌；masked face），声が小さくなる，手が震える，継ぎ足歩行，手足の関節の拘縮などの症状である．これらの症状を起こしやすい薬を表7に示す．

治療は，薬剤の中止・減量・変更とともに抗コリン薬，アマンタジンを投与する．

表7　薬剤性パーキンソン症状を引き起こす薬剤

分　類	主な薬剤
抗ドパミン薬	スルピリド，メトクロプラミド，チアプリド，クロルプロマジン
モノアミン再取り込み阻害薬	三環系抗うつ薬，四環系抗うつ薬

2 神経への影響

抗精神病薬はもちろんのこと，意外な薬剤による神経系への影響は，決して少なくない．漫然と投与が行われている薬剤がないかどうか，

チェックが必要な領域である.

■ 中枢神経系

①うつ病：当初は，不眠，不安，イライラ感などの一般的な症状が
みられることが多い．しかし，病状の進展に伴い，食欲の低下や
意欲の低下がみられるようになり，気分の落ち込みなどが出てく
る．治療は，可能であれば原因薬剤の中止あるいは減薬と抗うつ
薬（SSRI，SNRI）の処方によって行う．

②意識レベル低下：意識レベルの低下や傾眠傾向は，睡眠導入薬や
睡眠薬の効果が遷延しているケースもしばしば経験する．服用時
間や昼寝の有無なども考慮して，薬剤の中止・減量・変更を行う.

③不眠・興奮：不眠や興奮状態を惹起する薬剤には表8に示すよう
なものがある．治療は，薬剤の中止・減量・変更を行う.

④せん妄：意識の混濁に加えて，幻覚や錯覚が見えているような状
態をせん妄と呼ぶ．せん妄も種々の薬剤によって起こる可能性が
ある.

■ 末梢神経系

末梢神経障害もさまざまな薬剤で起こる．しびれを客観的に評価す
る指標は少なく，基本的には問診から得られた情報で判断する.

患者の訴えは，「ピリピリ」「ジンジン」といった典型的なしびれの表
現から，「違和感」「感覚がない」などと表現されるケースも多い．さら
には，本人の自覚的な訴えがなくても，ものがつかみづらい，歩くと
きにつまずくといった症状から末梢神経障害が推測される症例もある．
末梢神経障害をきたす薬剤の例を表8に示す.

治療は，可能であれば薬剤の中止・減量・変更を検討するが，中止
できない場合には，ビタミンB_{12}を投与することが多い．最近では，牛
車腎気丸などの漢方薬が用いられることもある.

表8　神経系へ影響を与える薬剤

症　状		主な薬剤
中枢神経系	うつ病	インターフェロン
		β遮断薬
		ステロイド
		ハロペリドール
		H$_2$受容体拮抗薬
	不眠・興奮	キサンチン誘導体：テオフィリン
		エルゴタミン
		アマンタジン
		メチルフェニデート
	せん妄	抗コリン薬
		ドパミン作動薬
		H$_2$受容体拮抗薬
		抗結核薬：イソニアジド，エチオナミド
		ロペラミド
末梢神経系	末梢神経障害	脂質異常症治療薬
		抗がん薬：パクリタキセル
		抗ウイルス薬，抗菌薬

アナフィラキシーショック

　アナフィラキシーショックは，アレルゲンの摂取により起こる即時的なⅠ型アレルギー反応のうち，薬疹のみならず，重篤な呼吸・循環動態の変動を伴うものを呼ぶ．基本的には，血管拡張と気管支平滑筋の収縮による血圧低下，呼吸状態の悪化を伴う．

　バイタルサインとしては，顔面・口唇のチアノーゼや呼吸状態の変動，聴診による呼気終末笛声音の聴取，血圧の低下などがみられるが，激烈なアナフィラキシーショックの場合には，血圧の極端な低下や呼吸状態の悪化が，意識レベルの低下を招き，迅速な救命処置を必要とするケースが多い．即時型アレルギー反応なので，服薬直後など，アレルゲン摂取の可能性がみられる場合には，大きな声をあげて助けを呼び，救急車を要請する一次救命処置，いわゆる Basic Life Support（BLS）を行う．アナフィラキシーショックはほとんどの薬剤で起こる可能性がある．発現頻度が高い薬剤を表9に示す．

　治療としては，血管ルートを作成し輸液を行うとともに，抗ヒスタミン薬，ステロイド，アドレナリン・ノルアドレナリンを投与する．アドレナリンの皮下注射キット（プレフィルドシリンジ＋注射針）も販売されており，アナフィラキシーショックの既往患者は自分で携行している場合もある．

表9　アナフィラキシーショックを引き起こす薬剤

分　類	主な薬剤
抗菌薬	ペニシリン系，セフェム系
NSAIDs	アスピリン，ジクロフェナク
造影剤	硫酸バリウム

　本章では，私自身が日常診療のなかで留意している薬剤の副作用について，どういったことを念頭に置き，また，何を判断材料としてバイタルサインを採集し，アセスメントしているかを記した．しかしながら，薬の専門家ではない一医師としては，少ない知識と経験をもとに，時には医薬品集と首っ引きになりながら頭をひねっていることが多い．

　最近，在宅や介護施設での訪問診療の現場で，看護師だけでなく薬剤師と一緒に診療することがあり，そのときの信頼感，安心感は大きなものがある．さらには，処方変更のあと，薬剤師が訪問薬剤管理指導や居宅療養管理指導に訪れた際，薬剤師自身がバイタルサインをチェックし，それらを踏まえたフィジカルアセスメントの結果をフィードバックしてくれれば，地域医療のレベルは確実にアップすると期待している．

　Pharmacist（薬剤師）は，Chemist（化学者）であると同時に，Clinician（臨床家）であるという特性を活かす最適なフィールドのひとつは，薬剤の副作用コントロールである．そしてこれは，まさに「プレアボイド」（薬による有害事象を防止・回避すること）の実践であろう．

6

バイタルサインが拓く薬局・薬剤師の新たな展望

医療現場で進むタスク・シフティング，タスク・シェアリング

　少子化と高齢化が同時に進行するわが国では，限られた医療資源で増大する医療ニーズに立ち向かうしかない．「医療費亡国論」が叫ばれた1980年代以降，医学部の定員数が削減されたこともあり，医師数の増加は抑えられてきた．結果として，医師の過労死が社会問題化し，2024年からは，医師の働き方改革が進められることが決まっている．このような状況のもと，チーム医療を推進し，タスク・シフティングやタスク・シェアリングを行うことについて厚生労働省でも議論が進んでいる．

　今後，「医師でなければ医業をなしてはならない」という医師法17条（p.22参照）に基づいて，医師は医師でしか行えない業務に専念していくことになるだろう．また，ほかの職種にタスク・シフティング/シェ

アリングを行うときには，それぞれの職種の専門性に基づいて行うとともに，その経過や結果については医師とも共有しながら進めるという，いわゆる「チーム医療」「情報共有」が不可欠である．逆に，これらの環境整備がないままでタスク・シフティング／シェアリングを進めることは，治療の質が担保できずに，結果的に患者が不利益を被ることになりかねない．

　もともと，医師は看護師とタスクを共有し治療に当たってきた．採血行為や点滴ルートの作成はもとより，発熱時や下痢・便秘時の対応など，事前に指示を決めておいて，患者の状態に応じて，看護師が医師に報告しながら実施する．また，糖尿病でインスリン投与が必要な場合，食事前に血糖を測定し，事前に医師が作成した指示に従って投与するインスリンの量を決める．これらは今や通常の業務である．こういったタスク・シフティング／シェアリングがなければ，入院治療は成り立たなくなっている．

　この10年ぐらい，私自身が医師として病院や在宅医療の現場で業務を行うなかで，看護師に加えてさまざまな職種と連携し，みずからのタスクをシェアしたりシフトしてきた．それは今も続いている．例えば，リハビリを担当する理学療法士には，病状や今後の方向性を共有したうえでリハビリメニューや実施頻度などの決定を任せ，随時報告をもらう体制にしている．栄養療法を担当する管理栄養士にも，医師としての見立てを伝えたうえで，どのような食事内容が良いのか，食形態はどのようなものが相応しいのかについては，管理栄養士のアセスメントを参考に決定している．特に，経鼻胃管や胃瘻を作成し経腸栄養を行っている患者のメニューについては，絶食の期間や体重，必要カロリー数，現在の血液検査データなどを考慮して作成されたメニューを，基本的に追認していることが多い．高齢者においては，摂食嚥下の評価と対応が経口摂取の再開や維持に不可欠だが，これは言語聴覚士や管理栄養士の評価が極めて重要であり，二者間から患者をみたう

えで下す「〇〇なら食べられそうです」という評価をもとに，その食事内容を指示しているのが現状である．

　これらは，医師として手を抜いているのではない．身体機能にせよ栄養状態にせよ，その評価・アセスメントは，リハビリテーション学，栄養学を専門に国家資格を取得したそれぞれの専門職が行ったほうが優れている．医師の立場としては，治療方針にあわせてその評価・アセスメントを医学的に判断することが，結果的に患者の病状改善に役立つのである．

薬剤師とのタスク・シフティング / シェアリングが進まない理由

　看護師など多職種と連携をとってきた一方で，薬剤師とのタスクのシフトやシェアはなかなか進んでこなかったのではないだろうか．その理由は，「医薬分業」という言葉を表面的に解釈し実践してきたからではないかと考えている．

　医師は，みずからの専門性に応じて診断を下し，それに基づいて処方を行う．この診断と処方は，医師法17条で定めた医業の最も根幹になるものである．そのため「医薬分業」の現場で行われている疑義照会の位置づけは基本的に微妙といわざるを得ない．もちろん，疑義照会は薬剤師法24条に明記された義務であり，私自身も薬剤師の疑義照会に助けられたことは多数ある．ただ，それは，医薬品の重複やアレルギー歴の存在など，どちらかといえば条件的な内容であり，AよりはBを処方する方が良いのではないかとか，Cは処方しないほうが良いのではないか，といった内容においては，医師としての専門性をかけて下した診断を否定するようなものなので，基本的に受け入れがたいのは当然だと感じている．

　「医薬分業」では，医師と薬剤師の業務が処方箋という紙で完全に分

断されているので，そもそも，タスクのシフトやシェアを行うことは難しいのではないだろうか．また，診断および治療方針の決定は「医師のみが行う」ことになっているので，ほかの職種に任せることは難しく，結果的に，医師と薬剤師のタスク・シフティング／シェアリングが起こらなかったのではないだろうか．

それに加えて，タスクがシフト／シェアされてこなかったもうひとつの理由が「薬剤師の専門性」ではないかと気づいた．先の理学療法士や管理栄養士，言語聴覚士といったタスクのシフトやシェアが進んでいる職種の専門性は，極めてわかりやすい．昨今，転院の際などに，理学療法士により患者の現状やリハビリテーションの内容などが記載された情報提供書や，管理栄養士により現在の栄養や食事の内容について示された情報提供書が添付されるケースがある．いずれも，医師として読んでみて十二分に理解できないところが多々ある．これはすなわち，それぞれの職種がもつ専門性ではないかと思う．

では，薬剤師の専門性とは何か．それは，医学部ではそれほど学ばないが，薬学部で深く学ぶこと，つまり，薬理学・薬物動態学・製剤学に基づくものであろう．もちろん，薬学部では基礎薬学をベースとして幅広く薬に関するあらゆることを学ぶし，昨今では医療薬学的な分野として解剖や生理，病理や病態的なものも学ぶだろう．しかし，薬学部でのみ深く学ぶのは，先ほどの3つではないだろうか（**図1**）．これらはいずれも「薬が身体に入ったらどうなるか」という学問領域である．だとすれば，薬剤師がチーム医療のなかで独自の専門性を発揮していくためには，服用後のフォローが必須ということになる．しかし，お気づきのように，従来の「門前調剤薬局」の業務はもとより，「在宅療養支援」として，薬の調剤と配達，カレンダーやボックスへの入れ込みが薬剤師の役割として認識されていることが多い現在では，薬剤師の真の専門性を発揮することができない．これが，医師と薬剤師の間でタスクのシフトやシェアが進んでこなかった理由だと私は考えている．

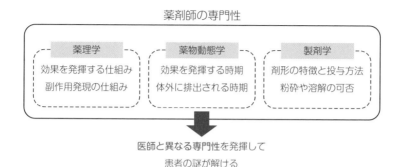

図1　薬剤師の3つの専門性

医師と薬剤師の関係を変えるためのポイント

　この膠着状態を打破するためには，薬剤師が薬を渡すまでではなく，服用／使用した後までフォローすることがポイントになる．これにより，薬剤師の「薬理学・薬物動態学・製剤学」といった専門知識が活かせることになり，それらを用いた薬学的知見に基づくアセスメントを医師にフィードバックすることで，医師と薬剤師の連携方法が変わるのである．

　最近，ポリファーマシーという言葉が医療界では喧伝されるようになった．多くの医薬品を使うこと（＝多剤併用）で薬剤性の有害事象を伴っている状態を指し，高齢化が進むわが国では解決すべき問題として認識されている．処方数が多いのは，もちろん，医師が気をつけるべきであるが，薬剤師の業務が対物中心から対人中心へシフトしつつある今，調剤を担当した薬剤師が介入する必要があることも明らかになってきた．

医師としての経験を踏まえると，ポリファーマシーは，医師が患者の症状を知るたびに，原因となる疾病を考えて治療薬を処方してしまうことが繰り返されてきた結果だと考えている．医師が症状から疾病を想起するのは，受けてきた医学教育の結果によるものであり，当然であると同時にこの思考回路を覆すのは容易ではない．

　一方，薬剤師は薬理学・薬物動態学・製剤学を学んできたため，患者の症状を知ると，それは現在服用中の薬によるものではないかと考える．薬剤師が薬を渡すまでの業務から，服用後までフォローするところにシフトすれば，自然と患者の症状を聴くことになり，薬学的なアセスメントが行えるようになる．この結果を，次回診察前に医師にフィードバックすることで，症状があれば対症療法的に薬が追加されるという処方カスケードが修正され，結果的にポリファーマシーの改善につながっていくはずである．端的にいえば，患者が訴える症状を，医師は疾病によるものと考え，薬剤師は服用中の薬剤によるものと考えるが，これら2つの考えをすり合わせることによって，無駄に薬が追加されていくというサイクルが止まり，結果的に処方内容が適正化されていくのである．

　ポリファーマシーの解決へ向け，薬を処方する医師に，例えば内服中の薬剤による副作用の可能性はないか？というような意見を薬剤師がフィードバックして議論することの意義は極めて大きい．いわば，医師が処方し薬剤師が調剤するという「医薬分業」から，医師と薬剤師が専門性を発揮して薬物治療を適正化していく「医薬協業」スタイルへと変わっていくことになる．こういった考え方は，多少違和感をもって捉えられるかもしれないが，2020年の医薬品医療機器等法や薬剤師法の改正では，薬剤師が行うべき業務として明記され，2022年の調剤報酬改定では，このような業務が評価されるようになった．医学的にも，また，業務的にも正しい行動を行うために，前向きにポリファーマシーの改善に取り組むことが重要である．

「医薬分業」から「医薬協業」へのパラダイムシフトを起こすためには，服用後のフォローとして，薬剤師が患者の状態を把握する必要がある．そのためには，バイタルサインの知識や技術が身についていることが不可欠だ．逆にいえば，薬剤師がバイタルサインを活用することで，服用後のフォローという業務につながり，薬剤師の専門性が際立つ．そして，医師の業務をシフトしたり，シェアしたりすることが可能になってくる．医師と薬剤師が連携を深めていくには，薬剤師がバイタルサインを学び，実践することが不可欠なのである．

薬剤師が患者の状態を知り，薬学的な評価を下し，それらを処方医にフィードバックすることで本当の連携が始まる．適正な薬物治療の実践は，超高齢社会における在宅医療のあり方を構築するために必要なだけでなく，医療費の適正化という課題にも有用な解決策のひとつとなり，革新的な考え方・取り組みになるはずである．薬剤師にとっても，医師にとっても，患者にとっても意味のあることだろう．しかし，実際にそれに向けた行動を起こし，現場で勇気をもって活動しようとしたとき，大きな問題にぶち当たることが多い．

バイタルサインを活用し在宅医療で活動し始めたときに訪れる3つの段階

高齢化社会の到来，薬物治療の適正化，そしてタスク・シフティング／シェアリングというここまでの流れを踏まえると，薬剤師が在宅医療の場に赴いて活動することの意義や必要性がわかるのではないだろうか．本書を読んで「目覚めた」薬剤師が，バイタルサインを習得し，それらの知識・技能・態度を使って在宅医療で活動し始めると，3つの時期が訪れる．これを自覚しておくことは，地域医療を継続していくためにも極めて重要である．ぜひ，押さえておいてほしい．

1 ハネムーン期

　まず，最初に訪れるのは，だいたい患者数が10名程度までの時期に多いハネムーン期である．ハネムーンとは社長と在宅医療で活動し始めた薬剤師との関係を指す．念願叶って在宅医療での活動を始めた薬剤師と社長の関係は極めて良好になる．なぜなら，「さすがに，在宅医療を始めなければ」と焦っていた社長にとって，やっと始めることができたことになるだけでなく，「御社の在宅への取り組みはどうなっていますか？」という，つぶらな瞳の薬学生の質問に胸を張って答えられるようになるからである．

2 対立期

　しかし，この時期は長くは続かない．在宅医療を担当する薬剤師の頑張りで，少しずつ患者数が増え10名を超えて担当するようになると，その薬剤師と残りの薬剤師が対立してしまうのである．というのも，在宅医療を担当する薬剤師の業務が煩雑になり，通常の外来処方箋の調剤業務がこなせなくなるのである．特に，医師の訪問診療に同行するとなると，基本，平日の午前中から夕方までに患者宅を訪問するので，その時間に薬局に居ることができない．

　外来業務が忙しいなか，「ちょっと，在宅に行ってきます……」と出て行く薬剤師の肩身も狭くなってくる．そういった出来事が重なると，社長に「なんでこんな忙しいときに，〇〇先生は在宅に出ていっちゃうんですか！？」とほかのスタッフからクレームが入る．在宅医療担当薬剤師に社長がその情報を伝えると，「確かに，そのとおりだ」と考えて，通常の外来業務をこなしながら，日々忙しくなる在宅医療業務を担う

ようになる.

　見るに見かねたほかの薬剤師が在宅医療業務を手伝おうとしても,業務が属人化しているので手伝うこともままならない.結局は朝7時半から出勤したり,終業後の帰り道に患者宅を訪問したりするなど,一般の業務時間外になんとか工面して在宅医療の活動を続けるのである.

3 終焉期

　もちろん,こんなことは長くは続かない.だいたい,担当患者数が50名ぐらい超えた頃,体力も気力も限界となり,なんとか頑張っている状況のなかで終焉期がやってくる.社長が在宅医療業務の不採算性が無視できなくなるぐらいの規模になっていることに気づき,在宅医療担当の薬剤師に「ちょっと,在宅医療業務を控えようか」的なことを言ったときに,張り詰めていた糸がぷちんと切れるのである.結局,在宅医療業務を縮小したり,退職することになったりで,その薬局での在宅医療の活動は終わる.

　ハネムーン期,対立期,そして終焉期というステップを踏まずに,在宅療養支援業務を継続させ,薬局事業の柱のひとつとしていくためには,「採算性」と「労務管理」という2つの課題を解決する必要がある.

薬剤師の「時間・気力・体力」を温存させる システム作り

どの業界でもそうだが，特に薬局・薬剤師業界での人手不足は深刻である．現在の対物中心の業務だけでも残業も止むなしという場面が多いなか，対人業務という新しい業務を付加することは現実的ではない．現在の業務体制のまま対人業務の多い在宅医療業務を付加するということは，労務管理上の問題が多く，そこに多額の残業代を支払うとなると採算性も毀損される．現場は悲鳴を上げ，社長も絶望する．これが，多くの薬局が在宅医療に取り組めない端的な理由だ．ここで，私自身が自分の薬局で実践してきた解決方法を示すので，ぜひ参考にしていただきたい．

まず，ひとつめは，業務フローを洗い直し，システム化することである．そもそも「調剤薬局」という業務形態は，患者がやってきて薬を持って帰るというものだ．しかし，地域包括ケアシステムに欠かせない在宅医療業務は，こちらから患者の自宅へ赴き，さらに，薬を渡すまでではなく，服用後までフォローするのである．つまり，従来の業務とこれからの業務は，患者の動き方も違えば，薬剤師の動き方も異なる．最初は，在宅医療の患者数が少ないため，なんとなく始めることができ，外来業務をしながらこなすこともできるが，数が増えてくるとそうはいかなくなる．薬局での業務フローを全部書き出し，場面ごとに分類して，一体，どういった仕事が薬局内にあるのかを確認することが大切である．そのうえで，不要な業務があればできるだけ整理して，どのような仕事をいつまでになすべきかを，見える化しておくことが重要である．

そして，ふたつめが，それぞれの会社規模に応じて積極的な機械化とICT化を推進することである．10年前と比べても，いろいろな業務が機械でできるようになっているし，インフラが整備され，ソフトもハー

ドも改良が進んでいる．積極的にこれらを導入し，業務の効率化を図ることは重要である．また，機械化やICT化を進めると，結果的に薬局内での動線が変わっていくことになり，大規模な模様替えが必要になることも少なくないが，その効果も大きい．

　最後のひとつは，前述の2つのステップを経て明らかになってくる「業務的に重要だが薬学的専門性が低い」業務を担う人材を育成し，現場に投入することである．在宅医療業務においては，介護保険における居宅療養管理指導の契約業務に代表される事務作業や，一包化薬のお薬カレンダーなどへの入れ込み，持参薬の整理など，最終的に薬剤師のチェックを受けることを前提にした調剤業務補助である．事務作業や調剤業務の一部を薬剤師から外すためには，業務フローが完全に見える化されていなければならないし，機械化やICT化は欠かせない．

　薬学的専門性が低い業務を担う人材については，調剤は薬剤師のみが行うことを規定した薬剤師法19条に抵触するのではないかという懸念が根強くあった．しかし，2019年4月2日に発出された「調剤業務について」と題する厚生労働省の通知（いわゆる0402通知）によって，合法的に行うための条件が明確になった．具体的には，①薬剤師の目が届く範囲，②判断を差し挟む余地のない機械的な作業，③医薬品の品質に変化がおこることが想定されないという3つの条件を満たす業務の実施は，「手順書」の整備と「研修」の実施をしたうえであれば，薬剤師法19条に抵触しないということになったのである．

　このような取り組みを通じて，薬剤師が，バイタルサインの知識・技能・態度を習得したり，患者のもとに赴いたり，そこで得た情報に基づく薬学的アセスメントを医師にフィードバックしたりするための「時間・気力・体力」を温存できるような仕組みを作ることが重要である．

診療報酬・調剤報酬の変化への対応を急げ

　薬剤師が薬を渡すまでの人から，服用後までをフォローする人になり，薬局が単に薬を受け取る場所から，健康を維持するために必要なものと情報が提供され，患者にとって一番近い薬剤師という医療専門職がいる場所へと変わることは，まさに，パラダイムシフトである（図2）．

　今や6万軒となった薬局，18万人を超えた薬局薬剤師という社会資源のあり方が変わることが，日本の医療に与えるインパクトは極めて大きい．そのためにはツールとしてのバイタルサインについて，その理論を理解し，技術を習得し，現場で実践していくことが必要である．ただ，その実践を個人として行うだけでなく，薬局という組織で業務

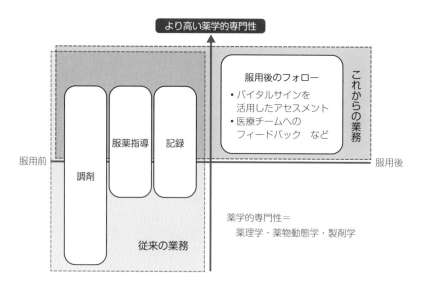

図2　薬剤師業務のパラダイムシフト

フローに組み込んでいくとなると，前項で述べたように，「採算性」と「労務管理」という2つのポイントが解決できなくなり，「ハネムーン期」「対立期」を経て「終焉期」に至る可能性が極めて高い．これを回避するためには，「業務フローの整理と見直し」「積極的な機械化とICT化」を通じて浮き彫りになる「業務的には重要であるが薬学的専門性がない」業務を担う人材を，0402通知に則って育成し，現場で活躍する仕組みを構築することが重要になる．

これらの手順を踏んで行くと，「採算性」と「労務管理」の問題は，ほぼほぼ解決の方向に向かうが，まだ，問題が残っている．それは，『それでも，外来調剤の対物業務に専念しておくほうが，「採算性」も良く「労務管理」も行いやすい』という点である．人間は本能的に変化を嫌う．これは，従業員だけでなく，社長にも当てはまる．これからの地域医療のなかで，薬局・薬剤師のあるべき姿ということは理解していても，また，その変化を起こす際に認識すべき課題を解決する方法がわかっていたとしても，今までと同じやり方をしていたほうが，楽に働けて給料がきちんと出たり，利益がちゃんと出せたりするならば，変わる必要性を感じないのは当然である．住み慣れた地域で最期まで，という「地域包括ケアシステム」の概念が提唱された2013年以後，さまざまな変革の波が医療業界には押し寄せているが，薬局がほぼほぼ変わらずに「門前調剤薬局」の形態をとり続けてきた原因は，ここにあるのではないだろうか．

しかし，新型コロナウイルス感染症の感染拡大によって，患者の受療行動が変わり，医療機関の門前の薬局でも従来ほどは患者が来局しなくなった．それにシンクロするように，調剤を併設するドラッグストアが進展し，長期処方化の波もあいまって，立地の意味合いは相対的に低下するようになった．また，診療報酬制度，調剤報酬制度も，「地域包括ケアシステム」の実現に向けて変わりつつあり，2022年度の調剤報酬改定では，薬の取りそろえ業務は「薬剤調製料」として切り分け

られ，薬を調製する前に患者の状態や処方内容を精査する「調剤管理料」と，2020年度改定の医薬品医療機器等法や薬剤師法で薬剤師が取り組むべき業務として明記された服用後のフォローを評価する「服薬管理指導料」が設定された．2024年度以後もこの仕組みは基本的に踏襲されていくと考えられるが，「対物中心から対人中心」へという「患者のための薬局ビジョン」実現が「地域包括ケアシステム」には不可欠であることを考えれば，今後も，「薬剤調製料」は下がり，「調剤管理料」と「服薬管理指導料」が上がっていくと考えるべきであろう．

　また，大規模なチェーン薬局など，経営効率に勝る組織形態をとる薬局については，「調剤基本料」は引き下げられていくだろうし，薬価も引き下げられて薬価差益を確保することが難しくなっていくだろう．従来の「門前調剤薬局」のあり方では，採算性が取れなくなると想定しておかなくてはならない．つまり，本能的に変化を嫌うといっても，従来のままだと給料も上がらず，利益も確保できないという状況であることがはっきりするので，徐々に業界は変わっていくと予想している．

薬剤師が対人業務に取り組むメリット

　2022年度の診療報酬改定で導入されたリフィル処方箋や，基本的には全面解禁に近い形となったオンライン服薬指導などの新しい医療の形のなかで，外来調剤は機能で選ばれるようになるはずである．そのとき，薬剤師がバイタルサイン採集をひとつの武器としていれば，対人業務への取り組み，すなわち服薬指導や服用後のフォロー，アセスメント，医師へのフィードバックは量・質ともに格段に充実した業務となり，あわせて顧客満足度も高くなるだろう．

　また，在宅医療での訪問調剤については，薬剤師が担当患者をバイタルサインも踏まえて薬学的に把握し，それらの情報を医師や看護師

と共有できれば，チーム医療の一員として欠かせない人材となる．それだけでなく，患者にとっては最も身近な医療専門職になり，薬剤師が「地域包括ケアシステム」を支える職種として認識され，行動できるようになるはずだ．さらに，服用後のフォローや薬学的アセスメント，そしてそれらの医師へのフィードバックが可能になれば，薬剤師はセルフメディケーションへも参画しやすくなっていくだろう．患者の訴えを聞いて，適する薬剤を販売した後，バイタルサインを活用してフォローし，もし想定した効果が得られなければ，医師への受診勧奨を行うことも，今まで以上にやりやすくなるだろう．

　少子化と高齢化が同時に進むわが国で，住み慣れた地域で最期まで，という「地域包括ケアシステム」の概念を完成させるには，タスク・シフティング / シェアリングだけでなく，セルフメディケーションも不可欠である．このような業務に薬剤師が自信をもって参画していくためにも，患者の状態を知るためのツールであるバイタルサインの知識や技能を手に入れておくことは極めて重要だといえよう．患者との関係をドラスティックに変え，きたるべき超高齢社会を支える薬局・薬剤師のパラダイムシフトを実現するために本書で学んだことを活用していただければ，幸いである．

あとがき

　薬剤師が患者さんの血圧を測ったり，聴診をしたりする．本書の前身となる『薬剤師のためのバイタルサイン』が出版された2010年ごろは，このアイディアは突拍子もないというよりは，法律にすら違反する，やってはいけない行為だという認識が多かった．しかし，今や薬学教育の現場でも教える内容であり，生涯研修講座でもしばしば取り上げられるテーマとなった．

　2015年に厚生労働省が提示した「患者のための薬局ビジョン」では，薬剤師の仕事は対物中心から対人中心にシフトすべきであるとされた．これに呼応するように，2020年の医薬品医療機器等法の改正では，服用後のフォローは薬剤師が取り組むべき業務として明記されるようになり，2022年の調剤報酬改定では，服薬管理指導料の算定要件にも継続かつ的確に把握することが含められるようになっている．

　このように，薬剤師がバイタルサインを活用する土壌は整ってきたし，今後もこの傾向は進むと考えられる．とはいえ，まだまだ薬剤師がバイタルサインを日常的に活用し，薬剤師の専門性に基づくアセスメントを医師にフィードバックし，薬物治療を医師と薬剤師が協働して進める医薬協業が進んでいるとは言いがたい．この現状を変えるには，薬剤師が自らの業務範囲を拡げ，バイタルサインを駆使した対人業務を実践し，患者の状態を改善するという事実を積み重ねることで，周りの薬剤師を巻き込んでいくことが重要である．

　本書をお読みいただいたあなたには，現場での動き方を変え，自らの可能性が広がっていくことを実感していただきたい．同時に，周りの薬剤師にも熱くあなたの思いを語って欲しい．私が始めた小さな活動を，みなさまと一緒に大きなムーブメントにつなげていければと願っている．

　2022年11月

狭間研至

著者略歴

狭間 研至（はざま けんじ）

医師・医学博士・日本医師会産業医
ファルメディコ株式会社 代表取締役社長
一般社団法人 日本在宅薬学会 理事長

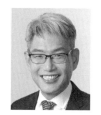

1995年大阪大学医学部卒業後，大阪大学医学部付属病院，大阪府立病院（現
大阪急性期・総合医療センター），宝塚市立病院で外科・呼吸器外科診療に
従事．
2000年大阪大学大学院医学系研究科臓器制御外科にて異種移植をテーマと
した研究および臨床業務に携わる．2004年修了．
2004年より現職．現在は地域医療の現場で医師として診療を行うとともに，
薬剤師生涯教育や文部科学省薬学系人材養成の在り方に関する検討会委員
として薬学教育にも携わっている．

できる薬剤師はバイタルサインをどうみるか

2023 年 1 月 1 日　1 版 1 刷　　　　　　　　　©2023

著　者
はざ ま けん じ
狭間研至

発行者
株式会社 南山堂　代表者 鈴木幹太
〒113-0034　東京都文京区湯島 4-1-11
TEL 代表 03-5689-7850　www.nanzando.com

ISBN 978-4-525-70641-8

A7064110101-A